QDT 別冊

ZIRCONIA MONOLITHIC RESTORATION COMPLETE BOOK

ジルコニアモノリシックレストレーションコンプリートブック
―実践的なテクニックで「臨床の勘どころ」を知るための完全ガイド―

監著：枝川智之／陸 誠

著：井出幹哉／岡部和幸／加藤尚則／鬼頭寛之／熊木康雄／滝沢琢也／田中文博／
都築優治／橋本章冴／藤松 剛／峯崎稔久

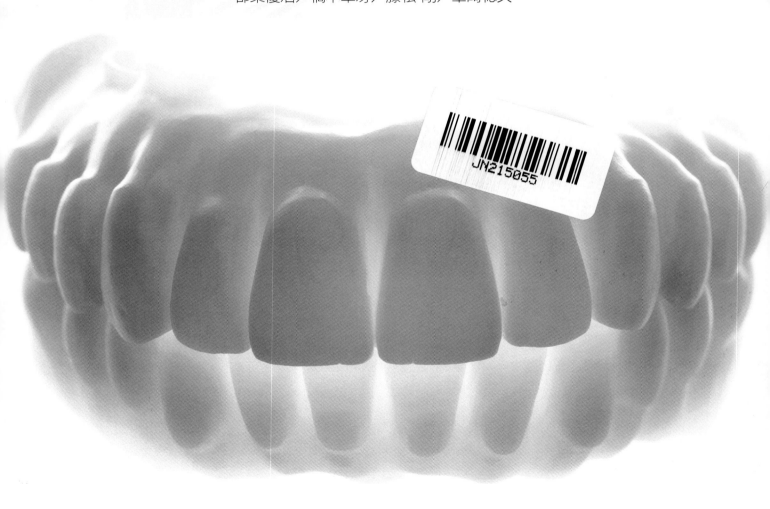

クインテッセンス出版株式会社　2019
QUINTESSENCE PUBLISHING

Berlin, Barcelona, Chicago, Istanbul, London, Milan, Moscow, New Delhi, Paris, Prague, São Paulo,
Seoul, Singapore, Tokyo, Warsaw

執筆者一覧（五十音順・敬称略）

井出幹哉	神奈川県横浜市	コアデンタルラボ横浜
枝川智之	千葉県流山市	パシャデンタルラボラトリー
岡部和幸	東京都墨田区	Dental Labor Schlüssel
加藤尚則	愛知県名古屋市	カスプデンタルサプライ／カナレテクニカルセンター
鬼頭寛之	愛知県名古屋市	CURA ESTHETIC DENTAL CENTER
陸 誠	神奈川県横浜市	コアデンタルラボ横浜
熊木康雄	千葉県流山市	パシャデンタルラボラトリー
滝沢琢也	神奈川県横浜市	コアデンタルラボ横浜
田中文博	神奈川県横浜市	コアデンタルラボ横浜
都築優治	京都府京都市	Ray Dental Labor
橋本章冴	神奈川県横浜市	コアデンタルラボ横浜
藤松 剛	京都府長岡京市	STF
峯崎稔久	鹿児島県鹿児島市	ZAHN DENTAL LABORATORY

刊行にあたって

　近年の補綴治療を行う上で、ジルコニアはなくてはならないものとなっている。不透明なジルコニアが日本国内で流通した当初は主にフレームワークに使用され、陶材を築盛することが前提で普及が進んできた。

　その後、透光性が向上した高透光性ジルコニアが発売され、また近年ではエナメル層には高透光性PSZを使用し、サービカル層には不透明で曲げ強度が高いTZPを使用（混合組成積層型）したジルコニアも発売されている。こうしたジルコニアやCAD/CAMの進化によって、モノリシックジルコニアが急速に臨床応用されるようになった。当初モノリシックジルコニアは臼歯部に使用されていたが、各メーカーから高透光性ディスクや浸透系カラーリキッド、ステイン材などジルコニアに適した多くの材料が発売されてきたことから、前歯部審美領域においてもモノリシックジルコニアが選択される時代となってきた。

　高透光性ジルコニアが発売された当時は、ジルコニアは強度が高く、破折しないとの観点からプレスセラミックスなどで破折が起きてしまったケースの大臼歯部に使用されてきたが、クリアランスが少ない悪条件下では高透光性ジルコニアの破折は当然起きてしまう。その原因のひとつとして半焼結時のカービング作業がある。CAD/CAMが発達していると言っても加工機で削り出されるものが意図した形態になっているわけではないことから、半焼結時にカービングを行うなど、少なからず手を加える必要があると感じている。こうした作業はクラックや破折などを誘発する原因にもなることから、ジルコニアの物性を良く理解して製作する必要があるのではないだろうか。

　しかし、メーカーから発売されている多種多様なジルコニアや関連材料の中から適切に選ぶための選択基準、デジタル技工における製作工程の注意点、またモノリシックの色調再現方法など正確に伝わっていない部分も多いのではないかと感じている。

　本著では、これからの歯科医療の中でますます需要が高くなることが予測されるモノリシックジルコニア補綴装置製作時に起こり得る諸問題に対する対処について複数人の方が執筆している。これらの内容を、多種多様な材料の選択や各製作工程において自分なりの手法を確立するきっかけにしていただき、明日からの臨床に活かしていただければ幸いである。

2019年7月
パシャデンタルラボラトリー
枝川智之

CONTENTS

ZIRCONIA MONOLITHIC RESTORATION COMPLETE BOOK

刊行にあたって   3
枝川智之

Part 1 - 製作ステップにおける勘どころを知ろう

Chapter 1 　ディスク選択の勘どころ

IPS e.max ZirCADのディスク選択基準   12
岡部和幸

KATANA ジルコニアディスクの選択基準   14
加藤尚則

松風ジルコニアディスクの選択基準   18
熊木康雄／枝川智之

モノリシックの臨床におけるジルコニアディスクの選択基準   22
滝沢琢也／田中文博／陸 誠

DDジルコニアディスクの選択基準   26
藤松 剛

Zirkonzahnのジルコニアディスク選択基準   30
峯崎稔久

Chapter 2 　スキャン〜CADデザイン〜ミリングの勘どころ

システムから考えるCAD/CAM加工   34
滝沢琢也／橋本章冴／陸 誠

精度安定と時間短縮を求めたCAD/CAMシステムの活用   38
藤松 剛

スキャンとCADデザインの注意点   42
峯崎稔久

Chapter 3　形態修整・適合調整の勘どころ

適合精度を上げるための考え方と臼歯・前歯の半焼結時の形態修正　46
枝川智之

ポイント選択の重要性と調整時間を減らすためのシンタリングサポート　50
岡部和幸

シンタリング前後の形態修正・バイト調整　54
峯崎稔久

Chapter 4　浸透系カラーリキッドの勘どころ

IPS e.max ZirCAD Colouring Liquidsを使用したカラーリング　60
岡部和幸

浸透系カラーリキッドの補助的な使用法　64
熊木康雄／枝川智之

Zirkonzahnカラーリングリキッドを使用する際のポイント　68
峯崎稔久

Chapter 5　エクスターナルステインの勘どころ

山本リキッドを用いたエクスターナルステイン　72
枝川智之

ラスターペーストとスペクトラムステインを用いたエクスターナルステイン　76
鬼頭寛之

対比効果を利用した色調表現　80
都築優治

Chapter 6　研磨・仕上げの勘どころ

鏡面研磨とセラビアンZR FC ペーストステインを用いた仕上げ　84
加藤尚則

グレーズ材の厚みを利用した表面性状の付与　88
鬼頭寛之

コンタクト・バイト調整と研磨　92
峯崎稔久

ZIRCONIA MONOLITHIC RESTORATION COMPLETE BOOK

Part 2 - 臨床における勘どころを知ろう

Chapter 1　インレー／アンレー製作の勘どころ

ジルコニアインレー製作のポイント　　98
岡部和幸

ジルコニアインレー製作における注意点　　104
滝沢琢也／井出幹哉／陸 誠

モデルレスを見越したインレー／アンレーの製作　　110
藤松 剛

Chapter 2　臼歯部クラウン製作の勘どころ

シェードなし研磨仕上げとシェード写真ありステイン／グレーズ仕上げ　　112
加藤尚則

色調と適合から考える臼歯部クラウンのポイント　　118
藤松 剛

Chapter 3　前歯部クラウン製作の勘どころ

多数歯／少数歯における前歯部モノリシッククラウン製作の勘どころ　　124
枝川智之

モノリシックジルコニアで色調に深みを出すためのアプローチ　　130
鬼頭寛之

Chapter 4　インプラント上部構造製作の勘どころ

モノリシックジルコニアをインプラント上部構造に応用する際の注意点　　136
滝沢琢也／井出幹哉／陸 誠

近代インプラント技工におけるデジタル化の盲点と可能性　　142
都築優治

おわりに　　149
陸 誠

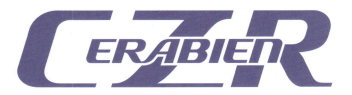

管理医療機器　歯科用陶材

セラビアン®ZR
FCペーストステイン

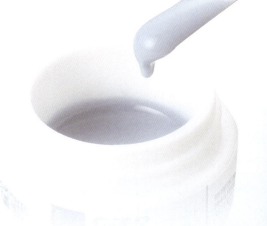

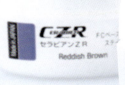 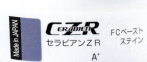 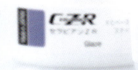 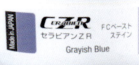

「セラビアン®ZR」にフルジルコニア修復物のキャラクタライズに適した
ペーストタイプのFCペーストステイン（表面ステイン）が加わりました。
全27色を取りそろえ、多彩な表現が可能です。

製品の詳細に
ついてはこちら

関連製品

管理医療機器　歯科切削加工用セラミックス
ノリタケカタナ®ジルコニア
医療機器認証番号：223AFBZX00185000

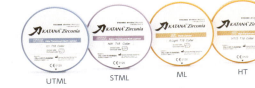

- ●「セラビアン®ZR」管理医療機器　歯科用陶材　医療機器認証番号：223AFBZX00161000
- ●ご使用に際しましては、製品の添付文書を必ずお読みください。●仕様及び外観は、製品改良のため予告なく変更することがありますのでご了承ください。

製品・各種技術に関するお問い合わせ	クラレノリタケデンタル公式アプリ

クラレノリタケデンタル インフォメーションダイヤル
0120-330-922
月曜～金曜 10：00～17：00

ホームページ
www.kurraynoritake.jp

連絡先　クラレノリタケ デンタル株式会社
〒100-0004　東京都千代田区大手町1-1-3（大手センタービル）
フリーダイヤル：0120-330-922

製造販売元　クラレノリタケ デンタル株式会社
〒959-2653　新潟県胎内市倉敷町2-28

販売元　株式会社モリタ
〒564-8650　大阪府吹田市垂水町3-33-18　TEL.（06）6380-2525
〒110-8513　東京都台東区上野2-11-15　TEL.（03）3834-6161
お客様相談センター：0800-222-8020
http://www.dental-plaza.com

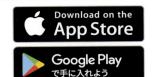

クラレノリタケデンタル　検索

サポートOSバージョン iOS 9.0以上 / Android 5.0以上

・「セラビアン」、「カタナ」及び「KATANA」は株式会社ノリタケカンパニーリミテドの登録商標です。

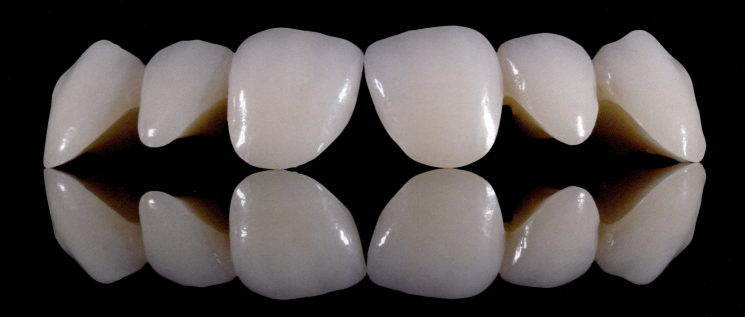

PRETTAU® 4 ANTERIOR® DISPERSIVE®

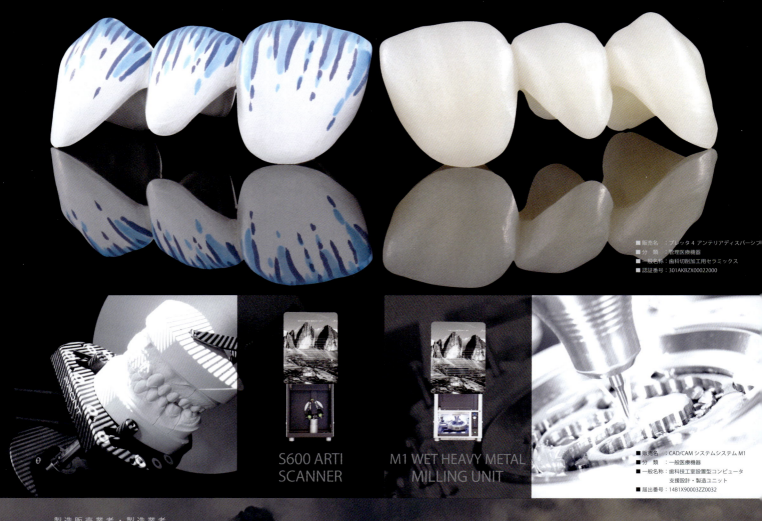

エナメルの透明度にこだわりました。

Multi5
5-Layer Zirconia Disk

そして、「天然歯の自然感を出す」グラデーションにもこだわりました。咬合面、ボディ、歯頚部の色の調和を考え、色相のフォーミュラを繰り返し、繰り返し試作してきたら、エナメルが生きたモノリシックジルコニア、*Multi5* が誕生しました。

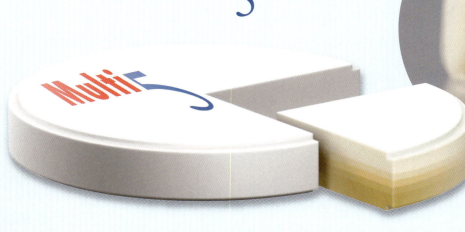

【曲げ強度】 1100MPa
【サイズ】 径95/98mm, 厚さ14,16,18,22mm
【シェード】 A1, A2, A3, A3.5

豊富な着色材

ATDジャパンの独自技術で開発された、ユニークなジルコニア周辺材料。

「ジルカラー」：焼結前着色材
「ジルクロム」：焼結後ステイン材
「ゼットラスター」：蛍光性グレーズスプレー

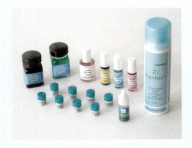

メリット

◎ 美しいベースカラーは色調整が容易。
◎ 高透明度なインサイザルは口腔内で合いやすい。
◎ 遮断性のあるボディは、幅広い症例に適応。
◎ 精密加工されたディスクは強度と適合に優れている。

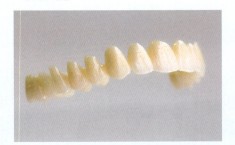

ATDミリングセンター
〈 STLファイルで受付 〉

「マルチ5」他6種の高品質ジルコニアディスクで多様な症例に対応。技工士が責任を持って、仕上げています。納期：単冠翌日発送。（CAD/CAM冠も受付）

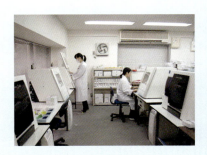

お問い合わせ・資料請求・ご注文はこちらへどうぞ

☎ 0120-8020-88　受付時間：9:00〜18:00　月〜金曜（土日祝日は休業）
✉ info@atdjapan.co.jp

〒170-0002 東京都豊島区巣鴨1-14-13 炭七ビル3F　tel.03-5319-1581　fax.03-5319-1582

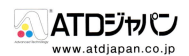

www.atdjapan.co.jp

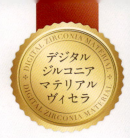
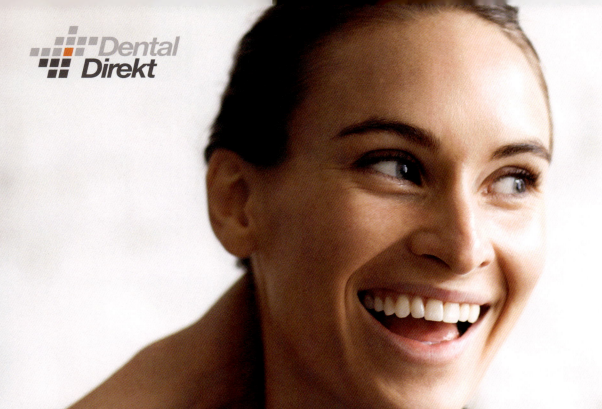

Made in Germany

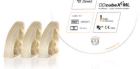

DDcubeX²® ML
DDキューブX² ML

5Y-TZP マルチレイヤー
曲げ強度：800MPa／透過度：49%
焼成温度：1450℃

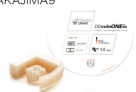

DDcubeONE® ML
DDキューブワンML
NAKAJIMA9

4Y-TZP フルアーチまで対応
曲げ強度：1250MPa／透過度：45%
焼成温度：1450℃

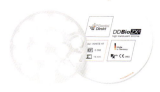

DDBioZX²
DDバイオZX²

3Y-TZP-LA 豊富なカラー（VITA16）
曲げ強度：1250MPa／透過度：40%
焼成温度：1450℃

DDShadeConcept®
DDシェードコンセプト

DDジルコニアディスク
専用カラーリングリキッド

これからのデジタルデンティストリーに必要なジルコニアマテリアル［ヴィセラ］

VICERA®

VICERA®（ヴィセラ）は、DDジルコニア各種ディスクから製作された補綴物の総称です。

デジタルデンティストリーのワークフローは、口腔内スキャナーやラボスキャナーでスキャニングしたデジタルデータが起点となります。このデジタルデータは不変ではありますが、最終補綴物を完成させるまでに、切削精度や焼成収縮など様々な要因で誤差が発生する可能性があります。DDジルコニアディスクは、厳格な製造管理・製造工程・アイソスタティックプレスにより、ディスクの中央から端までディスク全体の収縮率が一定に保たれているため、焼成収縮後の精度が高く、スキャンデータのみを基準としたモデルレスのケースにも対応できます。

大信貿易株式会社
DAISHIN TRADING CO.,LTD.
本社／〒592-8346 大阪府堺市西区浜寺公園町3-231-3
http://www.daishintrading.co.jp

大信受注センター
tel.0120-382-118　fax.0120-089-118

販売名：DDジルコニアディスク　認証番号：228AIBZX00004000／販売名：DDカラーソリューション　認証番号：228AIBZX00005000

ZIRCONIA MONOLITHIC RESTORATION COMPLETE BOOK

Part 1 - 製作ステップにおける勘どころを知ろう

Chapter 1　ディスク選択の勘どころ

Chapter 2　スキャン～CADデザイン～ミリングの勘どころ

Chapter 3　形態修整・適合調整の勘どころ

Chapter 4　浸透系カラーリキッドの勘どころ

Chapter 5　エクスターナルステインの勘どころ

Chapter 6　研磨・仕上げの勘どころ

Part 1 - 製作ステップにおける勘どころを知ろう

Chapter 1　ディスク選択の勘どころ

IPS e.max ZirCADのディスク選択基準

執筆：岡部和幸

はじめに

　日々の臨床を行う上でのジルコニアディスクを、審美的な観点からの透明度と強度を基準に選択するのはジルコニアワークを行う上で共通した認識ではないだろうか。本項では筆者が使用しているIPS e.max ZirCAD(Ivoclar Vivadent)の臨床的な観点からのディスク選択の勘どころを紹介したい。

　今日ではデジタルワークフローが歯科技工における

スタンダードになり、数多くのメーカーからさまざまなジルコニアが販売されている。IPS e.max ZirCADにも、IPS e.max ZirCAD MTマルチ(中透明度グラデーション) 8種類、IPS e.max ZirCAD MT(中透明度) 8種類、IPS e.max ZirCAD LT(低透明度)15種類、IPS e.max ZirCAD MO(中不透明度) 5種類、IPS e.max ZirCAD Primeがあり、豊富なラインナップが存在する(表1)。

　本稿では、この中で筆者のジルコニアディスク選択基準を紹介したい。

表1　IPS e.max ZirCAD MTマルチ(中透明度グラデーション)、IPS e.max ZirCAD MT(中透明度)、IPS e.max ZirCAD LT(低透明度)、IPS e.max ZirCAD MO(中不透明度)の比較(Ivoclar Vivadentの資料より抜粋して作成)。

			MTマルチ		MT		LT		MO	
透過性(全光透過率)			切縁部49%、デンチン部45%		45%		41%		35%	
シェード			BL1、A1、A2、A3、B1、B2、C2、D2		BL、A1、A2、A3、B1、B2、C2、D2		0、1、2、3、4、サン、サン・クロマ、BL、A1、A2、A3、B1、B2、C2、D2		0、1、2、3、4	
厚み(mm)			16、20		14、18		10、12、14、16、18、20、25		14、18、20、25	
曲げ強度(MPa)			850		850		1,200		1,150	
破壊靱性			3.6		3.6		5.1		5.1	
適応範囲			フルカントゥアクラウン フルカントゥア3本ブリッジ		フルカントゥアクラウン フルカントゥア3本ブリッジ		フルカントゥアクラウン フルカントゥア3本ブリッジ クラウンフレーム フルカントゥア4～14本まで*のブリッジ 3～14本*までのブリッジフレーム		クラウンフレーム 3～14本ブリッジフレーム	
			前歯	臼歯	前歯	臼歯	前歯	臼歯	前歯	臼歯
最小の形成量	フルカントゥア	クラウン	0.8mm	1.0mm	0.8mm	1.0mm	0.4mm	0.6mm	-	-
		ブリッジ支台	1.0mm	1.0mm	1.0mm	1.0mm	0.7mm	0.7mm	-	-
	フレーム	クラウン	-	-	-	-	切縁部 1.4mm 唇側・口蓋側 1.4mm 歯頚部 1.0mm	-	切縁部 1.4mm 唇側・口蓋側 1.4mm 歯頚部 1.0mm	
		ブリッジ支台	-	-	-	-	切縁部 1.6mm 唇側・口蓋側 1.6mm 歯頚部 1.0mm	咬合面 1.7mm 頬側・舌側 1.7mm 歯頚部 1.0mm	切縁部 1.6mm 唇側・口蓋側 1.6mm 歯頚部 1.0mm	咬合面 1.7mm 頬側・舌側 1.7mm 歯頚部 1.0mm

*ポンティック最大2本

弊社での使い分け

表1にも示したように、Ivoclar Vivadent社のジルコニアディスクのラインナップだけ見ても多くの選択肢が存在する。これらすべての在庫を抱えることは弊社のような小規模ラボでは経営上望ましくない。この観点から、筆者は数多くあるジルコニアディスクから使用するジルコニアディスクを絞っている。

中透明度グラデーションのMTマルチはセラミックの築盛とインフィルトレーション（浸透系リキッドによる着色）ができないため、A1、A3などの各シェードの在庫を抱える必要がでてくる。MOは中不透明度であるため、モノリシッククラウンには向いていない。またレイヤリングにおいてもジルコニアの色調を消すために一定以上の築盛量が必要である。プレスオンやインプラントのアバットメントには適しているが、必要となる頻度も少なく、LTで代用が可能であると考えている。

以上の理由から筆者が主に使用しているのはMTとLT、その中でもMT BL、LT BLを多用している。シェードが付いているジルコニアディスクではなくピュアジルコニアのBLを使用することで、ディスクの在庫を減らすことが可能になる。そのため筆者はインフィルトレーションを行うことがルーティーンワークとなっている（図1）。これは、モノリシック・レイヤリングで共通である。

LTは低透明度ジルコニアであり、モノリシッククラウン・ブリッジからフレームまで対応することが可能で、クリアランスが確保できるケースでは変色支台にも対応可能である。使用例は、大小臼歯部モノリシッククラウン、3本以上のブリッジ、フレーム、唇側カットバックのフレーム、インプラント上部構造、カスタムアバットメント、インレーブリッジ、メリーランドブリッジなどが挙げられる。

MTは中透明度ジルコニアであり、フレームやモノリシックの3本ブリッジまでに適している。使用例は、大小臼歯部モノリシッククラウン、フレーム、唇側カットバックフレーム、インレーなどが挙げられる。

また、Primeは3Y-TZP（透過性43%、1,200MPa）と5Y-TZP（透過性49%、650MPa）のグラデーションジルコニアであるものの、フレーム・モノリシック両方のケースに対応可能で、高強度と高透光性をあわせもつディスクである。使用例は大小臼歯部モノリシッククラウン、3本以上のブリッジ、フレーム、唇側カットバックフレーム、インプラント上部構造などが挙げられる。

なお、Primeにもピュアジルコニアの BL がラインナップされており、今後の筆者の臨床ではPrimeを使用するケースが増えるのではないかと予想している。

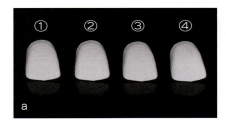
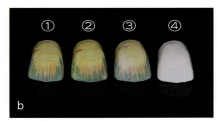
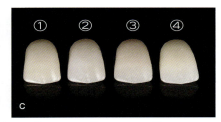

図1a〜c ①LT BL、②MT BL、③Prime BL、④Prime A2を同じデータから削り出し、①LT BL、②MT BL、③Prime BLにはA2リキッド等にてインフィルトレーションを行った。
a：削り出した状態。
b：①LT BL、②MT BL、③Prime BLにインフィルトレーションを行った状態。
c：シンタリング後。

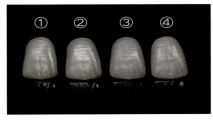
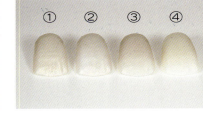
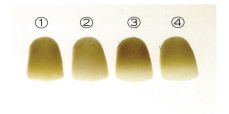

図2　図1cの明度と透明度の比較。

Part 1 - 製作ステップにおける勘どころを知ろう

Chapter 1　ディスク選択の勘どころ

KATANA ジルコニアディスクの選択基準

執筆：加藤尚則

はじめに

モノリシックジルコニアクラウンを製作する場合、弊社ではクラレノリタケデンタルKATANA ジルコニアディスク（UTML、STML、ML）を使用している。

KATANA ジルコニアは世界に先駆けて色調が異なるジルコニアを積層したマルチレイヤードジルコニアとして2013年に発売され、現在では透光性および機械的特性の異なる3種類のシリーズで構成されている（フレーム用のモノカラーLT、HTは除く）。

使い分けることによって前歯部修復からブリッジ修復まで幅広いケースに対応できるが、色調と強度のバランスを考慮して、まずシリーズ選定をし、その後ディスクの色調選定をするのが望ましい。製作ステップは図1に示す。本稿ではシリーズ選定、色調選定、ディスクの厚み選定について解説したい。

シリーズ選定

各シリーズは、異なる透光性、機械的特性を有し

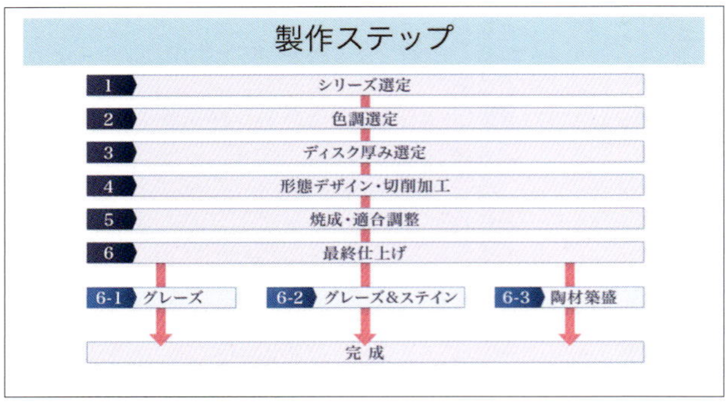

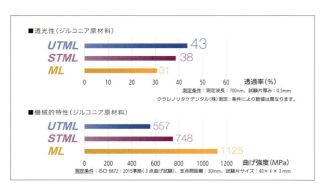

図1　モノリシックジルコニアクラウンの製作ステップ（画像提供：クラレノリタケデンタル）。

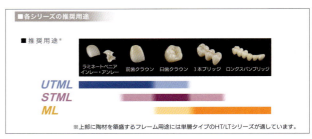

図2　各シリーズの推奨用途（画像提供：クラレノリタケデンタル）。

図3　UTML、STML、MLの特徴（画像提供：クラレノリタケデンタル）。
UTML：もっとも高い透光性を有するシリーズで、前歯クラウンやラミネートベニアに適している。
STML：透光性と機械的特性のバランスのとれたシリーズで、強度が必要な臼歯クラウンの製作や支台歯の影響を抑えたい症例に適している。
ML：高い機械的特性を有するシリーズで、形成量が取れないケースやブリッジの製作に適している。

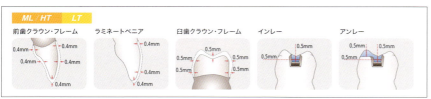

図4　最小厚み（画像提供：クラレノリタケデンタル）。

Chapter 1 ディスク選択の勘どころ

ており、透光性の高い順からUTML（Ultla Translucent Multi Layered）43％、STML（Super Translucent Multi Layered）38％、ML（Multi Layered）31％となり、機械的特性（曲げ強度）の高い順にML：1,125MPa、STML：748MPa、UTML：557MPaとなっている（図2、3）。

モノリシックジルコニアクラウンにおいては使用するジルコニアの最小厚みを考慮しなくてはならない。支台歯形成、クリアランスの状態によって使用するシリーズが限定される場合もあるため注意が必要である（図4）。強度的には咬合面の厚みも重要であるが、特にマージン幅がナイフエッジ状の支台歯の場合に破折するケースが多いので確認して作業したい。

理想的な色調を得るための形成量は1.2〜2.0mmであ

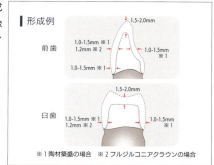

図5　支台歯形成のマニュアル（画像提供：クラレノリタケデンタル）。

る。絶対的に形成量でクラウンの色調が決まってしまう補綴物であるため、使用したいシリーズのディスクにおいて形成量が不足している場合は再形成も必要であることも留意しておきたい（図5）。

色調選定

各シリーズで色調のラインナップが異なり、また透光性の違いにより口腔内においての色調の見え方が変わってくるため注意が必要である。

UTMLの色調

色調設定の異なる「スタンダードシェード」16色、「エナメルシェード」2色から選択できる。全層にわたり高い透光性があるため、目標シェードの明度に注意して選択する。「エナメルシェード」は切端から中央（図6の①の部分）の彩度が抑えられており、ステインで色調を再現することを目的にしたタイプになる。

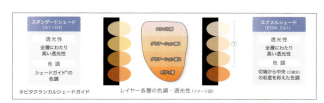

図6　UTMLの色調（画像提供：クラレノリタケデンタル）。

STMLの色調

色調と透光性のグラデーションを有しており、歯頚部に遮蔽性が付与されているため、さまざまな支台歯に対して安定した色調が得られる。もっとも目標シェードを再現しやすく感じる。「スタンダードシェード」14色から選択する。注意したいのはB4、D4はラインナップされていないためステインで対応する点、ノリタケシェードガイドENWが選択できる点である。

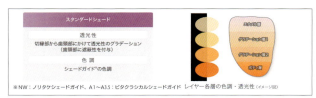

図7　STMLの色調（画像提供：クラレノリタケデンタル）。

Part 1 - 製作ステップにおける勘どころを知ろう

MLの色調

A Light、A Dark、B Lightの3色から色調選択する。現状では機械的特性を優先しなくてはならないブリッジなどのケースに使用する。臨床的にはA Darkを使用する場合が多い（IDS〔国際デンタルショー〕2019でSTMLと同じ「スタンダードシェード」14色も発表されており、日本国内でも発売を検討しているようである）。

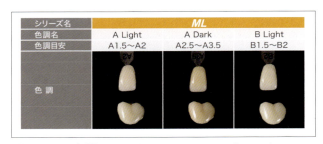

図8　MLの色調（画像提供：クラレノリタケデンタル）。

各シリーズの色調構成

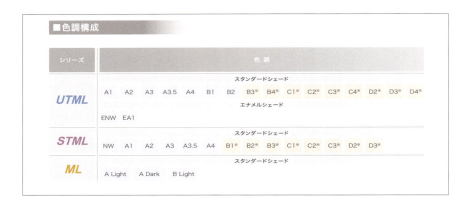

図9　各シリーズの色調構成（画像提供：クラレノリタケデンタル）。

変色支台歯への対応

シリーズのもつ透光性により、支台歯の色調の影響による色調変化をカバーできない場合がある（図10）。支台歯色の遮蔽、クリアランス不足によるクラウンの発色に不安があるケースの場合は、クラレノリタケ パナビアV5オペークを使用すると効果的である（図11）。

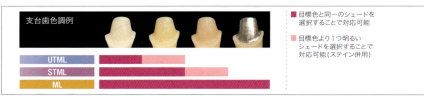

図10　変色支台歯に対する適応（画像提供：クラレノリタケデンタル）。

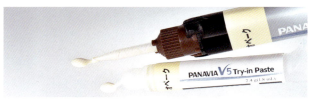

図11　クリアランス不足によるクラウンの発色に不安があるケースの場合は、クラレノリタケ パナビアV5オペークを使用すると効果的である。

屈折率の高いジルコニアは、臼歯部において明るく見える（白浮きする）傾向があるため、UTML、STMLを用いた臼歯修復では、目標色より1つ暗いシェードを選択すると口腔内で色調が適合しやすくなる。

またグレージングペーストで仕上げる場合と研磨で仕上げる場合では同一シェードを使用しても仕上がりの色調が変わるので、仕上げ方法によっても色調選定が変わる点に注意されたい。

UTML・STML：グレーズ仕上げで目標シェードとなるように色調設定されている。研磨仕上げでは暗くなることがあるため、目標色より1つ明るいシェードを選択する。ただし臼歯部修復においては、ジルコニアのもつ高い屈折率による白浮きを回避する目的で目標色より1つ暗いディスクを選択することもある。

ML：研磨仕上げで目標シェードとなるように色調設定されている。グレーズ仕上げでは明るくなることがあるため、ステインを用いて調整する。

ディスクの厚み選定

マルチレイヤードタイプ(UTML、STML、ML)では厚み14、18、22mmのディスクから選択できる。焼成によりディスクは80％に収縮するため、製作する修復物の歯冠長と各レイヤーの比率から適切なグラデーションが付与できる厚みを選定する。

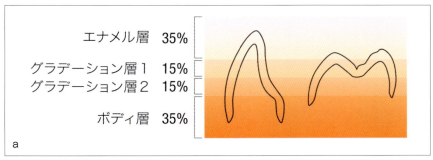

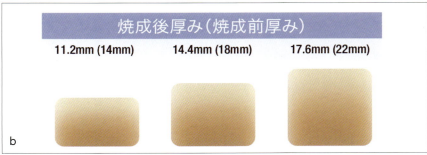

図12a、b　焼成後は80％に収縮する(画像提供：クラレノリタケデンタル)。

形態デザイン、切削加工

図4に示した最小厚みを確保していることを確認し、ブリッジや連冠修復の場合は連結部の断面積にも注意することが重要である。

図13　ブリッジや連冠修復における連結部の断面積(画像提供：クラレノリタケデンタル)。
①連結部の調整ではディスク形状の切削器具で鋭利な切れ込みを入れない。
②UTML/STMLでは延長ポンティックを含むブリッジには使用しない。
③MLではブリッジ内のポンティック数を2歯までとし、2歯のポンティックが連続する場合はポンティック間の連結部断面積を12mm^{2}以上とする。また延長ポンティック数は1歯までとし、連結部断面積を12mm^{2}以上とする。

用途		UTML	STML	ML
前歯	2-3本連結	○ (12mm²以上)	○ (12mm²以上)	○ (7mm²以上)
	4本連結以上	−	−	−
臼歯	2-3本連結	△ 小臼歯のみ適用 (16mm²以上)	○ (16mm²以上)	○ (9mm²以上)
	4本連結以上	−	−	−

( )内は連結部の断面積サイズ　○：適用　△：一部適用　−：適用不可

まとめ

ディスク選択においては色調、機械的特性、それぞれの特徴があるため、さまざまな要因を考慮しなくてはならない。またクリアランスが強度・色調に絶対的な影響を及ぼす修復物であるため、使用するジルコニアの特性を理解することがもっとも重要である。

Part 1 - 製作ステップにおける勘どころを知ろう

Chapter 1　ディスク選択の勘どころ

松風ジルコニアディスクの選択基準

執筆：熊木康雄／枝川智之

使用するジルコニアの特徴を知る

　ジルコニアは当初、レイヤリングのフレーム材として使用されていた。そのため、従来型TZP（3Y-HA）は曲げ強さはあるがアルミナの含有量の影響で光の散乱を起こし不透明になっている。その後、アルミナの含有量を減らして今までより透光性が向上した高透光性TZP（3Y）が発売された。その後、イットリアの含有量を5 mol％に増やして透光性をさらに増した高透光性PSZ（5Y）が販売されたことから積極的にモノリシックで使用されるようになり、適応範囲を広げるようになった（図1）。

　現在では各メーカーから数種類の透光性の異なるジルコニアが発売されるようになっている。数量が多いため、ジルコニア選択の際に各メーカーのすべての特徴を完全に把握するのは困難である。以前は筆者も新しいジルコニアディスクが発売されるたびに試しに購入して透過度や色調の確認をしていた。その際は、まず透光性と強度を確認し、どのカテゴリーのディスクなのかを確認すると良いと思う（図2）。

　弊社では、ジルコニア材料としては主に「松風ディスクZR-SSカラード」（3Y）、「松風ディスクZRルーセントFA」（5Y）を使い分けている。

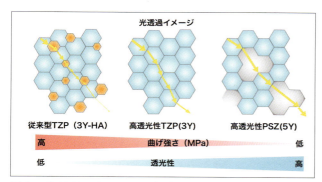

図1　3Y-HA、3Y、5Yの光透過度のイメージ。

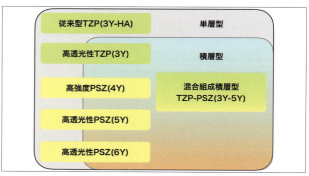

図2　ジルコニアのカテゴリー。

松風ディスクZR-SSカラード

　ジルコニアのカテゴリーは高透光性TZP（3Y）で、色調はピーチホワイト、ピーチライト、ピーチミディアムの3色をラインナップしている（図3）。日本人の天然歯に見られる赤みを有しており、臨床での使用例としては従来通りにレイヤリングするケースのフレームや、ジルコニアモノリシッククラウンでも強度を重要視する臼歯のモノリシッククラウンに使用している。

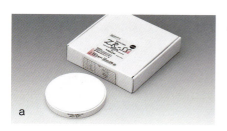
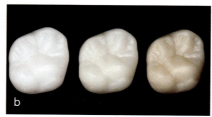

図3a、b　松風ディスクZR-SSカラード（画像提供：松風）。色調はピーチホワイト（b：左）、ピーチライト（b：中）、ピーチミディアム（b：右）の3色をラインナップしている。

松風ディスクZRルーセントFA

ZRルーセントFAは高透光性PSZジルコニア(5Y)を独自のプレス製法でCIP成形(冷間静水圧成形)することにより、高透光性PSZでありながら1,000MPaの曲げ強度を有している。色調は積層型で5層のグラデーションになっているマルチレイヤー「5Lスーパーライト」「5Lライト」「5Lミディアム」、および単層の「パールホワイト」の計4色がラインアップされている(図4、5)。ZRルーセントFAは主にモノリシックジルコニアのクラウン・インレーに使用している。他メーカーから販売されている色付きジルコニアは全体的にVITAシェードに合わせたイエロー系の色をしているものが多いが、ZRルーセントFAの色調は適度なオレンジみを有している。そのため日本人の歯牙の特徴に近く馴染みが良い。マルチレイヤーにはグラデーションが付いているので、サービカル層からエナメル層までディスクの厚みの中でもポジションによって微妙な色調の変化を行うことができる(図6)。これにより、同じディスクの中でも色調変化を与えることができるので、ケースによって位置の調節をしても良いと思う。

図4　松風ディスクZRルーセントFA(画像提供：松風)。
図5　松風ディスクZRルーセントFAは5層のグラデーションの「5Lスーパーライト」「5Lライト」「5Lミディアム」、および単層の「パールホワイト」の計4色(画像提供：松風)。

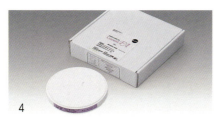
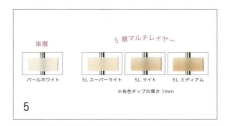

図6a、b　マルチレイヤーにはサービカル層からエナメル層までグラデーションが付いているので(a)、ディスクの厚みの中でもポジションによって微妙な色調の変化を行うことができる(b、ともに画像提供：松風)。

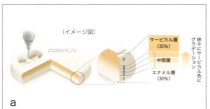
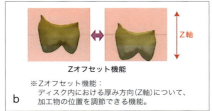

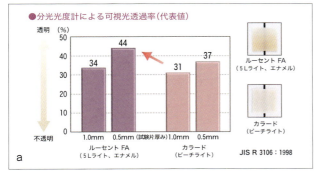
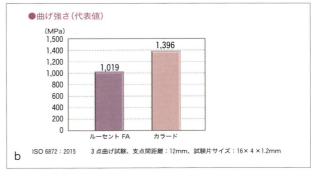

図7a、b　松風ディスクZRルーセントFAと松風ディスクZR-SSカラードの比較(画像提供：松風)。

ジルコニアの厚みによる影響

筆者は過去の臨床で、高透光性PSZジルコニア(5Y)で製作したクラウンが割れたことがある。図8の点線で囲ったマージンの厚みがないところと、咬合面の厚みのないところから割れてしまっている。

高透光性TZP(3Y)と高透光性PSZ(5Y)は同じジルコニアに属するが結晶構造に違いがあり、曲げ強度を考えると高透光性TZP(3Y)では0.5mm以上、高透光性PSZ(5Y)は1.0mm以上の厚みが必要だと考えている。つまり、ジルコニアの種類によって厚みを考慮して形成量も変える必要がある。臼歯は曲げ強度を考えるとTZP系(3Y)のジルコニアの使用が望ましいと思うが、審美性を考えPSZ系(5Y)を使用する場合は適切なクリアランスを有していないと割れてしまう。咬合面の厚みも必要だが、臨床で割れたケースを振り返るとマー

Part 1 - 製作ステップにおける勘どころを知ろう

ジン幅の厚み不足が原因のチッピングによる再製作も多かった。このことから、咬合面の厚みはもちろんだが、マージン幅をしっかり取ってジルコニアの厚みがあるかを確認することが必要であろう。

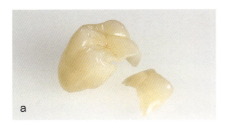
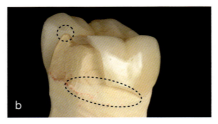

図8a、b　高透光性PSZジルコニア（5Y）で製作したモノリシッククラウン。点線で囲ったマージンの厚みがないところと、咬合面の厚みのないところから割れている。

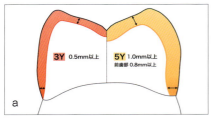
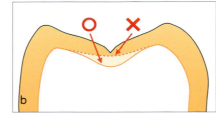

図9a、b　曲げ強度を考えると高透光性TZP（3Y）では0.5mm以上、高透光性PSZ（5Y）は1.0mm以上の厚みが必要だと考えている。つまり、ジルコニアの種類によって厚みを考慮して形成量も変える必要がある。

松風ディスクZRルーセント スープラ：混合組成積層型TZP-PSZ（3Y-5Y）

　従来、ジルコニアは前述の2種類から選択していたが、松風から混合組成積層型TZP-PSZ（3Y-5Y）：ZRルーセント スープラが発売される（図10）。

　ZRルーセント スープラはエナメル層に透光性の高い高透光性PSZ（5Y）を使用し、サービカル層に不透明だが曲げ強度が高い高透光性TZP（3Y）を使用して、TZP系とPSZ系を混合積層している（図11、12）。色調のグラデーションに加え、透光性のグラデーションを与えたジルコニアディスクになっている。

　このディスクの色調を評価するため、天然歯の特徴を考察してみた。天然歯は歯頸部から切縁まで同じ明度ではなく、切縁は透明度が高いために明度が低く見え、歯頸部付近は逆に不透明で明度が高い構造をしていることが多い。

　ZRルーセント スープラは天然歯の明度構造も加味した設計になっており、理に叶ったジルコニアディスクになっていると思う。切縁付近の透光性は高透光性PSZの特徴をそのままに歯頸部が不透明になり明度が上がる（図13）。また、マージン部の機械的強度が上がるので加工途中でのチッピングなども減るであろう。

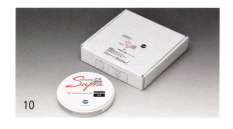
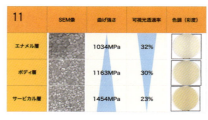
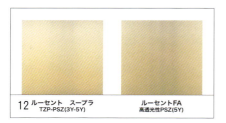
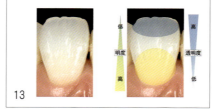

図10　ZRルーセント スープラ（画像提供：松風）。

図11　ZRルーセント スープラは、エナメル層に透光性の高い高透光性PSZ（5Y）を使用し、サービカル層に不透明だが曲げ強度が高い高透光性TZP（3Y）を使用している（松風から提供された資料を改変）。

図12　ZRルーセント スープラとZRルーセントFAの比較（画像提供：松風）。

図13　ZRルーセント スープラは天然歯と同様に、切縁付近は透明度が高く、明度が高い。逆に歯頸部では透明度が低く、明度が高くなる。

Chapter 1 ディスク選択の勘どころ

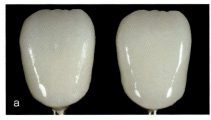
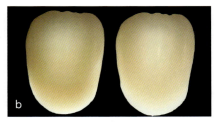
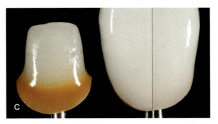

図14a〜c　ZRルーセントFA（右）と比べてZRルーセント スープラ（左）は歯頸部が不透明になり遮光性が高くなったために支台歯の影響を受けにくくなり、明度と色調の変化が抑えられている（c）。ZRルーセント スープラは今後モノリシックジルコニアの症例でも使用する機会が増えるだろう。

色調によるディスク選択

　この後の浸透系カラーリキッド、エクスターナルステインによる色付けを考慮しディスク選択を行う。そこで、レイヤリングクラウンの場合は歯頸部寄り1/2の色調を合わせていくところを、モノリシッククラウンの場合はエナメル側の色を確認してディスクの選択を行うようにしている。目標シェードに近いディスクを選択すると、その後の色のコントラストが付けられなくなってしまう。なので、目標シェードに対して色の明るいディスクを選択する。

　また、支台歯による色調変化を加味したディスクの選択を行う必要がある。極度な変色支台歯やメタルコアに対してはディスクの選択だけでは限界がある。内面に浸透系カラーリキッドによるマスキングも併用し

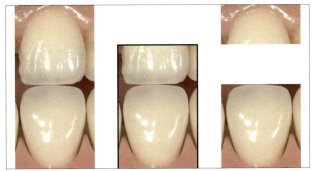

図15　レイヤリングクラウンの場合は歯頸部寄り1/2の色調を合わせていくが、モノリシッククラウンではエナメル側の色を確認してディスクの選択をしている。

対応している。このテクニックの詳細に関しては、Chapter 4 浸透系カラーリキッドの勘どころで解説している。

モノシリックジルコニアにおけるジルコニアの適応範囲

　前歯部から小臼歯にかけては、ZRルーセントFAもしくはZRルーセント スープラを使用する。大臼歯は強度重視のケースはZR-SSカラードを使用し、審美性が求められるケースは適切な支台歯形成のもとにZRルーセントFAやZRルーセント スープラを使用する。

　高透光性PSZのモノリシックジルコニアの場合、従来型TZPと同じ考えでいるとトラブルを起こしかねない。それぞれの特徴を確認し、ケースによってはモノリシックでの対応が難しいケースも出てくる時もある。

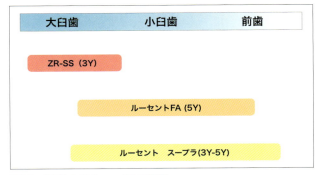

図16　筆者のジルコニアの選択。

その場合は他の素材も含め、柔軟で適切な対応が必要になるであろう。

参考文献
1．伴清治, 北原信也, 植松厚夫. CAD/CAMマテリアルの再検証②. 補綴臨床 2018；51(1)：7-20.
2．山崎治. 審美とマテリアルセレクション. 補綴臨床 2019；52(3)：256-272.

Part 1 - 製作ステップにおける勘どころを知ろう

Chapter 1 ディスク選択の勘どころ

モノリシックの臨床における
ジルコニアディスクの選択基準

執筆：滝沢琢也／田中文博／陸 誠

はじめに

近年においては、白い不透明なジルコニアからカラードジルコニアへ、そして透光性も高いものへと変遷してきている（表1）。また、歯頸部から切端部にかけて色調の濃いものから薄いものへとグラデーションが付与され、色のみではなく、歯頸部から切端・咬頭部分において天然歯の透光性の違いを再現しやすいよう各層において透光性の異なるジルコニアパウダーを配置した製品も販売されている。もはや、歯冠色陶材の築盛を行わずとも、審美的に満足できるモノリシックジルコニアクラウンを製作できるようになってきた。現在はカラードジルコニアやグラデーションタイプのジルコニアのディスクが多くのメーカーより発売されてきている。今回は臨床での選択基準などの解説を行っていきたい。

モノリシックジルコニアの
色調の問題点

モノリシックジルコニアでの補綴装置において、口腔内装着時に白浮きしてしまうことも多い。白浮きを防止するため、高透光性ジルコニア（HT-3Y-TZP）を選択し、表面ステインを施すが、明度が下がり過ぎて何となく暗く感じる経験をされた方も多いのではないだろうか。歯頸部と切端部の透明感の違いから、単独色のジルコニアでこのようなことを解決するのは非常に困難であると思われる（図1）。

ジルコニアディスクの選択基準

現在のモノリシックジルコニアクラウン製作にあたっては、審美的な問題から第一選択はグラデーションタイプのジルコニアディスクとなる。もちろんグラデーションのスムーズさや色みも考慮しながらの選択となるが、その中からボディ色の強度が1,000MPa以上あり、歯頸部から切端・咬頭部分において天然歯の透光性の違いを再現してジルコニアパウダーを配置した製品が望ましい。600〜800MPa程度の製品も多く販売されているが、ブリッジへの使用には少し不安が残り、支台歯形成量の問題などから臨床での使用範囲が狭くなる。また、現実の臨床においては各シェードによっ

	第一世代	第二世代	第三世代	第四世代
イットリアの量と結晶構造を示した表記	3Y-TZP[*1]	HT-3Y-TZP[*1]	5Y-TCZP[*2]	4Y-TCZP[*2]
イットリア量	3 mol%	3 mol%	5 mol%	4 mol%
アルミナ量	0.25wt%	0.05wt%	0.05wt%	0.05wt%
結晶構造	正方晶（Tetragonal）	正方晶（Tetragonal）	正方晶／立方晶（Tetragonal／Cubic）	正方晶／立方晶（Tetragonal／Cubic）
強度	1,200Mpa	1,200Mpa	700Mpa	1,100Mpa
透光率	35%	41%	49%	45%
主な用途	PFZのフレーム	PFZのフレーム 臼歯部モノリシッククラウン	前歯部モノリシッククラウン	PFZのフレーム モノリシッククラウン ロングスパンブリッジ
特徴	白く透光性の低いジルコニア	高透光性ジルコニア	正方晶と立方晶が混在している前歯部にも応用できる超高透光性ジルコニア	第二世代と第三世代の中間の透光性と強度を兼ね備えたジルコニア
東ソー製品グレード	TZ-3YSB-E	Zpex	ZpexSmile	Zpex4

表1 各種ジルコニアパウダーと特徴。ジルコニアの呼称や分類方法においては特に決まったものはなく、各メーカーの呼称や商品名などで呼ばれることが多い。それぞれのジルコニアディスクの特徴をよく理解したうえでの症例ごとの選択が必要である（参考文献6より引用改変）。

[*1]TZP:Tetragonal Zircoonia Polycrystal
[*2]TCZP:Tetragonal/Cubic Zircoonia Polycrystal

Chapter 1　ディスク選択の勘どころ

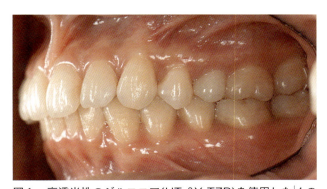

図1　高透光性のジルコニア(HT-3Y-TZP)を使用した|4 のモノリシックジルコニアクラウン。白浮きを防止するために高透光性のジルコニアを選択したが、表面にステインを施し過ぎると明度が下がり過ぎ、エナメル質と歯頸部の透光性の差が大きい色調を再現することは非常に困難である。

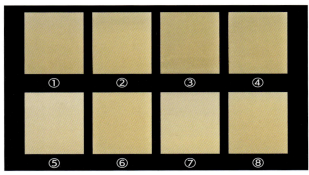

図2　各社の焼結後のグラデーションディスク断面片の色調分布を比較してみた。ディスクごとに各色の分布の状態や切端色の色や量などに特徴があるのが分かる。切端色の色があまり多いものにおいては強度の担保が難しくなることがあるので注意が必要である。

てそれぞれのディスクの色調の特徴を知り、もっともマッチングするジルコニアディスクを選択することが理想的である。しかし経済的な理由から、数多くの種類のジルコニアディスクを余分な在庫として持ちたくないのが本音であろう。上記のことなどから、弊社でもできるだけオールラウンドに使用できるものを優先して選択している。その次はやはり色の問題である。弊社は作業に携わる人員が多いことから、誰が作業してもある程度の結果と安定した製品ができるシステムを選ぶようにしている。モノリシックジルコニアクラウンにおいては、高度な天然歯列との色調の調和を求めてはおらず、基本的にはVITAクラシカルシェードを誰が作業してもきっちりと表現できることを最重要ポイントにしている。ゆえに浸透系カラーリキッドの筆塗りにおいては、個人の作業のばらつきが非常に多いことから極力使用せず、ある時間液に浸透させるというような、誰が行っても作業にばらつきのない方法を考えてシステム化している。

第2選択条件として切端色を重視する

現在各メーカーよりさまざまなグラデーションディスクが発売されている(図2)。強度やボディ色の色調も大切な選択肢となるが、もうひとつ注目しなければならない点は切端の色調である。ボディ色や中間層は少し色が薄く明るいものを選んでステインをしていくこ

とにより、ある程度の色に仕上げることができるが、切端色においてはステインによる変更が難しいことから、比較的天然歯に近い切端色を有するものを第2の選択条件としている。次に注意しなければいけないのは切端色付近の量である。多くのグラデーションディスクは歯頸部色から切端色において、透明度が上がりながら強度も低下して行く。それゆえブリッジなどの連結部の強度が必要なところにこれらの部位が設計されると、強度の担保ができないことなども考慮に入れる必要がある。

「TANAKA Enamel ZR Multi 5」

グラデーションタイプのジルコニアは、ジルコニアの強度と高い透光性を両立させるために、各社歯頸部色から切端色へと4～9層に色分けされているものが多い。「TANAKA Enamel ZR Multi 5」(ATDジャパン, 日本歯科商社)においても歯頸部色から切端色へ5層にグラデーションされ、45～49%の透光性をもちながら1,100MPaの強度を有しており、比較的ロングスパンのケースにおいても対応が可能なことから臨床での使用範囲は広がる(図3～5)。

ストローマン「桜」ジルコニアディスク

先日、ストローマン・ジャパンより日本人の歯牙の

23

Part 1 - 製作ステップにおける勘どころを知ろう

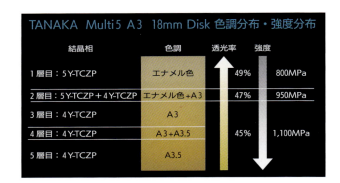

図3　TANAKA Enamel ZR Multi 5のグラデーションの分布の割合（参考文献6より引用改変）。

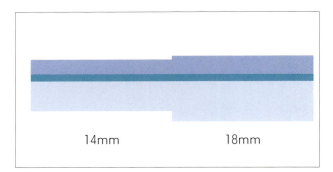

図4　TANAKA Enamel ZR Multi 5のジルコニアディスクの厚みの違いによる色調分布のイメージ。ディスクの厚みが増すことにより、切端色とボディ色の割合が中間層と比較して多くなっていく。こちらのほうがクラウンの配置の自由度が大きく使いやすい。クラウンの位置を工夫することにより、グラデーションを有効に活用することができる。特に湾曲が付いている症例で有利になり、臨床の適応範囲が広くなる。

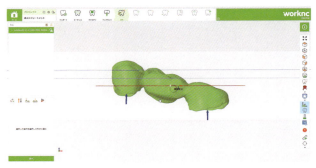

図5　グラデーションディスクに対して垂直方向にクラウンをまっすぐ設定すると各層の階調が縞のように見えることがある。少し斜めに設定することにより、このあたりの問題が解決できる。

色に合わせてレッドシフトさせたジルコニアディスクが発売された（図6～8）。メーカーの情報では45％以上の透明度をもちながらも赤い色素を添加し、4層のグラデーションをもち、強度的にもエナメル層1,100MPa、ボディ層で1,200MPaとロングスパンブリッジにも対応できるマルチなジルコニアディスクとなっている。弊社においては臨床においての経験が浅いが、日本人独特の赤みの強い色調での選択肢として、また、インプラントブリッジなどの製作においてはかなり有効なジルコニアディスクではないかと思っている。

「TANAKA Enamel ZR Multi 5」を利用したジルコニアグラデーションディスクの着色と色表現

使用頻度の高いA1～A3のグラデーションタイプのジルコニアディスクをベースにして、焼結前に着色することによって、VITAクラシカルシェードが全色再現できる専用液「TANAKA ZirColor」（ATDジャパン）が販売されている。これにより、多くのシェードの無駄な在庫を持たずに、ある範囲のシェードはまとめて同一のジルコニアディスクから削り出すことができ、効率の改善にも繋がる。さまざまな工夫をすることで活用できそうである。カラーリングの液には、全体の色を変更するディッピング液「Shift」と筆浸透用のリキッドがあり、弊社ではディッピング液「Shift」をメインに使用している（図9、10）。筆塗りの浸透系リキッドは、正方晶ジルコニア用のClassicと立方晶ジルコニア用のSupremeが用意されている。歯牙の色調によっては前歯部にも応用できるほど審美的にも向上した。このような材料が出てくることによって、陶材を築盛するのと同様な色調を有し、従来のスタンダードなジルコニアの強度も持ち合わせたモノリシックジルコニアクラウンの製作が可能となってきた。

Chapter 1　ディスク選択の勘どころ

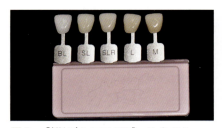

図6　「桜」ジルコニアディスクのシェードガイド。今までジルコニアディスクにおけるシェードガイドがなかったために各社のシェードタブなどを自作して対応していたが、このように製品化されることによってより使いやすくなった（製品提供：ストローマン・ジャパン）。

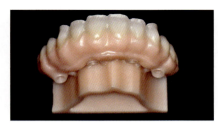

図7　インプラントブリッジに応用された「桜」ジルコニアディスク。歯肉部分のジルコニアがこのくらいガム色に近づくと、ごくわずかなガム色陶材の築盛や、ステインを工夫することで仕上げることが可能となってきた（製品提供：ストローマン・ジャパン）。

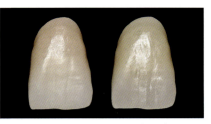

図8　通常使用しているグラデーションディスクと比べ、レッドシフトしたシェードは日本人の患者に対してかなり有効な材料であろう（左：「桜」ジルコニアディスク、右：従来のグラデーションジルコニアディスク）。

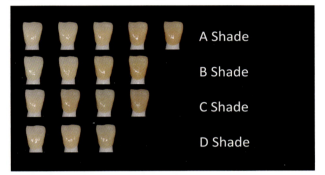

図9　TANAKA ZirColor Shiftに5秒程度浸漬することにより、A1〜A3のジルコニアディスクをベースに、VITAクラシカルシェード全色を表現したサンプル模型。

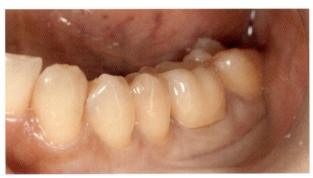

図10　焼結前にTANAKA ZirColor Shiftにて着色後、エクスターナルステインを少し加えた6のモノリシッククラウン。比較的明るい発色の歯牙であるが、かなり色の調和が得られたケースであった（画像提供：中村一仁先生　ワタナベ歯科医院）。

おわりに

発売当初は従来のメタルセラミッククラウンに代わる審美材料として話題にされてきた二ケイ酸リチウムに代表されるガラス系の高強度セラミックス材料は、臼歯のブリッジにも臨床応用されてきた。しかし、さらなる強度が必要な症例に対しては十分な強度が得られないことと、金属アレルギーの問題や、金属の高騰などが追い風となり、また、生体親和性の良さもあり、大きくジルコニアの使用頻度が高まった。ここ数年において、グラデーションタイプのジルコニアディスクのさらなる改良により、モノリシックジルコニアクラウンの活用範囲がより広がるよう発展を期待したい。

今回貴重な資料を提供していただきました各先生方、メーカーの方々に感謝申し上げます。また、何より時間のない中、執筆活動に時間を割いてくれ、気持ちよく協力してくれた、株式会社コアデンタルラボ横浜のスタッフにこの場を借りてお礼申し上げたい。

参考文献

1. 日本デジタル歯科学会（監）．QDT別冊　デジタルデンティストリーイヤーブック2017．東京：クインテッセンス出版，2017．
2. 北原信也，山崎治，瀬戸延泰，飯島俊一．フルジルコニアはどこまで使えるか．日本歯科評論 2016；76(12)：27-72．
3. 滝沢琢也，田中文博，吉岡雅史，陸誠．歯科技工作業のデジタル化はわれわれをどこに連れて行くのか？．QDT 2017-2018；42(9-12)-43(1-6)：100-111，118-130，144-156，116-128，138-153，120-131，158-171，124-135，130-141，120-132．
4. 陸誠，植松厚夫，北原信也．審美修復治療のマネージメント　ラボにおけるCAD/CAM運用の現状（前後）．補綴臨床 2018；51(4-5)：405-424，515-528．
5. 白石大典，土屋雅一（編著）．月刊歯科技工別冊　モノリシックジルコニアのいま．東京：医歯薬出版，2017．
6. 可児章人．―実践―ジルコニアの浸透ステインテクニック．歯科技工 2019；47(1-4)：40-48，156-166，254-263，388-399．
7. 滝田大地．フルジルコニアクラウン製作における審美的要素の考察．歯科技工 2019；47(4)：356-366．

Part 1 -製作ステップにおける勘どころを知ろう

Chapter 1　ディスク選択の勘どころ

DDジルコニアディスクの選択基準

執筆：藤松 剛

はじめに

　モノリシックジルコニア修復物を製作するにあたり、ディスクの選択は重要な要素のひとつである。しかし、各メーカーからさまざまなディスクが販売されている中、いかにして症例に適したものを選択していくのかに頭を悩ませる方も多いのではないだろうか。世界的にジルコニアディスクを製造・販売する会社は増加しており、日本ではその一部が流通しているにすぎないが、各ディスクの特性はさまざまである。

　そこで今回は、筆者が使用している大信貿易より販売されているドイツのDental Direkt（以降DD）のジルコニアディスクについて、その特性および臨床応用をお伝えしたい。

DDジルコニアシステムの特徴

　DDジルコニアシステムは、4Y-TZPのジルコニアディスクのラインナップにより臨床におけるディスクの選択肢が多く、浸透系カラーリキッドのラインナップも充実しているため、あらゆるシチュエーションに対応しやすいシステムになっている（図1）。

　DDジルコニアディスクの透光性と強度を図2に示す。症例に応じたディスク選択の参考にしていただきたい。マルチレイヤードディスクが加わったことで症例に応じたディスク選択の幅がさらに広がり、モノリシックジルコニア製作時のディスク選択が以前よりも容易になったと言える。しかし、それでも補綴部位や本数、支台歯の色調等を考慮して慎重に選択する必要がある。

　マルチレイヤードディスク使用の際は、ディスクのカラーポジションを考慮し、設計データのベストの位置にネスティングする工程があるが、湾曲のついたブリッジの場合は特に注意が必要になる（図3）。透過度と強度のバランスの良さから4Y-TZPのマルチレイヤードディスクでのロングスパンブリッジへのアプローチもあり得るが、カラーポジションを考慮したネスティングの難しさにより、使用できる症例が限られることも多い。こういったディスクの特性を十分理解することで、日々の臨床におけるディスクの選択基準のベースが設定できる。

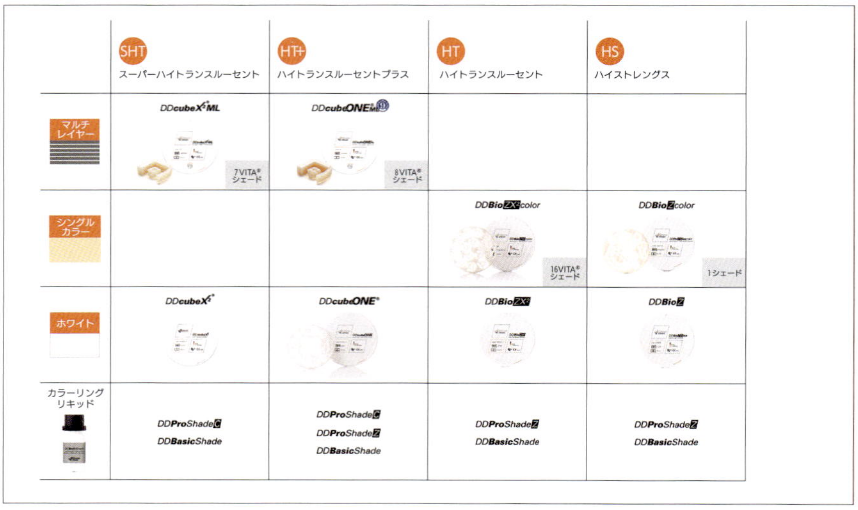

図1　DDジルコニアシステムのラインナップ（画像提供：大信貿易）。

Chapter 1　ディスク選択の勘どころ

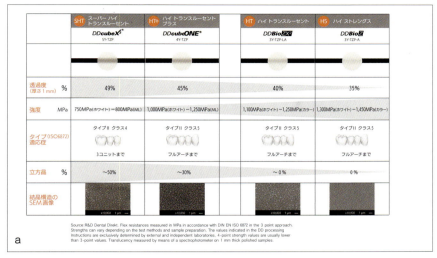

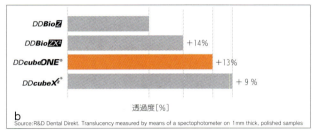

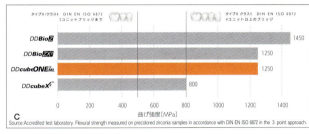

図2a〜c　DDジルコニアシステムの透過度と強度（画像提供：大信貿易）。

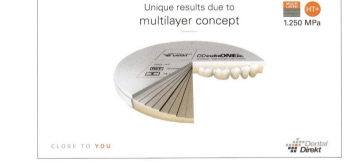

図3　透過度と強度のバランスの良さから4Y-TZPのマルチレイヤードディスクでのロングスパンブリッジへのアプローチもあり得るが、カラーポジションを考慮したネスティングの難しさにより、使用できる症例が限られることも多い。

目標シェードから考えるディスク選択

　ジルコニアディスクの選択において、筆者の場合はDD BioZX²（3Y-TZP-LA）のベースカラーシェードのディスクが明度と色相の基準になっている。シェードガイドと比較すると各社カラーディスクによって多少の違いがあるので、VITAクラシカルシェードと自分が使用しているジルコニアディスクの色調の違いを把握し、その違いを理解したうえで自分の中での色調の基準を設定することが重要である（図4、5）。

　さらに、そのベースカラーの色調の基準を応用して、スーパーハイトランスルーセントディスク（DDCubeX²、5Y-TZP）やハイトランスルーセントプラスディスク（DDCubeONE、4Y-TZP）の色調を把握する必要がある（図6）。基本的に透過度が上がれば明度が下がり色相も変わる傾向があり、こういった透過度の高いディスクを選択する際には1ランク明度の高いディスクを選択する。場合によっては2ランク明るいディスクを選択することもある。

　透過度の高いディスクは強度が落ちる以外にも、浸透系カラーリキッドが浸透しにくい、ミリング時におけるチッピング率が高くなる、などの変化がある。色調・強度・操作性に及ぼす影響を理解して使用することで日常臨床に応用しやすくなる。

Part 1 - 製作ステップにおける勘どころを知ろう

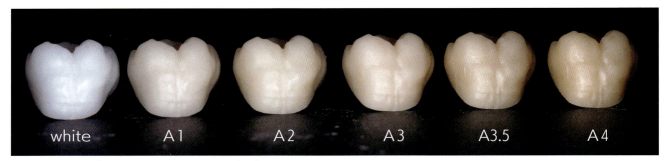

図4 DDBioZX²(3Y-TZP-LA)のシェード別の色調。

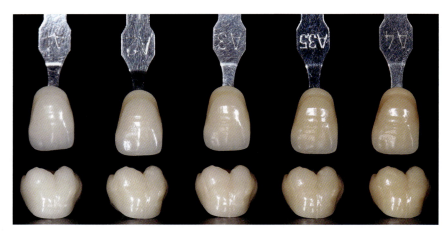

図5 DDBioZX²(3Y-TZP-LA)とVITAクラシカルシェードのシェードタブとの色調の比較。VITAクラシカルシェードと自分が使用しているジルコニアディスクの色調の違いを把握し、その違いを理解したうえで自分の中での色調の基準を設定することが重要である。

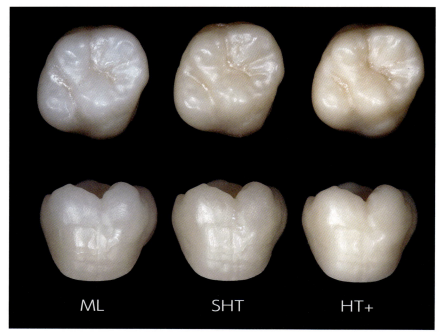

図6 左からスーパーハイトランスルーセントディスク(5Y-TZP)のDDCubeX²：A3 マルチレイヤーディスク(ML)、同じくDDCubeX²：A3ディスク(SHT)、ハイトランスルーセントプラスディスク(4Y-TZP)のDDCubeONE：A3ディスク(HT+)。すべて未着色。基本的に透過度が上がれば明度が下がり色相も変わる傾向がある。

ディッピングによるベース色のコントロール

　ベースカラーシェードの選択基準に、ホワイトディスクにディッピングすることによるカラーバリエーションを追加することで、さらにベースカラー選択の幅を広げることができる。カラーディスクを使用したときに比べて多少の手間はかかるが、カラーディスクのラインナップにはないA1とA2の中間色などの微妙な色調をディッピング時間のコントロールにより自作できる(図7)。

通常のシェードに合わせる場合、DDBioZX^2（3Y-TZP-LA）は1ランク明るいリキッドを使用して20秒ディッピングを行う。DDCubeX^2（5Y-TZP）はシェード通りのリキッドを使用し、20秒ディッピングを行う。使用するディスクとリキッドの関係性を把握するためにも検証してディッピング時間をマニュアル化すると、ベースカラーシェードの選択の幅が広がる（図8）。

DDシステムの浸透系カラーリキッドについては、Dipping technique、Brush on technique、Combination techniqueのすべてに対応可能なラインナップが揃っている。また、カラーディスクの色調とホワイトディスクにカラーリキッドでディッピングを行った色調、またディッピング時間が同じであればまったく同じ色調を再現でき、システム自体に安定感がある。

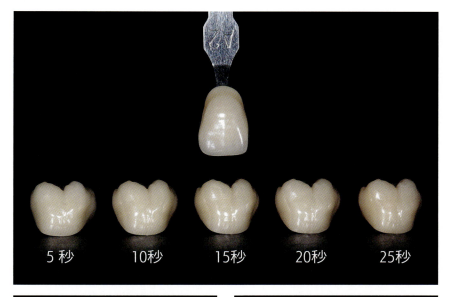

図7　ホワイトディスクへのディッピング。左から、A2のディッピング液に、5秒、10秒、15秒、20秒、25秒ディッピング後、シンタリングした状態。多少の手間はかかるが、カラーディスクのラインナップにはない中間色などの微妙な色調をディッピング時間でコントロールできる。

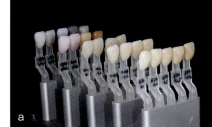 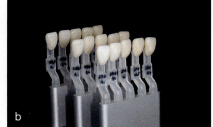

図8a、b　ディッピング時間をマニュアル化すると、ベースカラーシェードの選択の幅が広がる。筆者は、ディッピング時間と色調の検証を行い、カスタムシェードタブを製作した。また、このカスタムシェードタブを歯科医院に配り、シェードテイキングに使用していただいている。前述の通り、市販のシェードタブとはジルコニアディスクの色調が微妙に異なるため、このカスタムシェードタブによるシェードテイキングでベース色を決めることができるのはメリットが大きい。

色調から見たディスク選択における筆者の考え

色調から見たディスク選択をまとめると、筆者のラボでは基本的にはベース色が付いたカラーディスクを選択し、中間色の場合はホワイトディスクにディッピングを行ってベース色をコントロールしている。そして、それぞれのベース色の上に浸透系カラーリキッドを用いてインサイザル色などを付与し、最後にエクスターナルステインを行う。システムとしてはホワイトディスクに浸透系カラーリキッドを筆塗りしてベース色をコントロールすることも可能であるが、ラボとして考えたときに筆塗りでベース色を付与すると術者による個人差をコントロールしきれないために、基本的にこの方法は選択していない。筆者の場合、ラボとしてのクオリティの統一を優先している。

モノリシックジルコニアにおいてディスクの選択は重要な要素であり、各ディスクの特性を把握することでさまざまな症例に対応しやすくなる。トラブルのない臨床活用のために社内での徹底した検証をお勧めする。

Part 1 - 製作ステップにおける勘どころを知ろう

Chapter 1　ディスク選択の勘どころ

Zirkonzahnのジルコニアディスク選択基準

執筆：峯崎稔久

はじめに

ディスク選択の基準として、まずは製作する補綴物がどのようなものであり、どのような製作方法で進めるのかを理解する必要がある。それによって選択するディスクは変わってくる。筆者が使用しているZirkonzahn社（日本代理店：トーシンデンタル）のジルコニアディスクには、大きく分けてジルコニアブランクトランスルーセント、アナトミックカラード、プレッタジルコニア、プレッタ4アンテリア、プレッタ4アンテリア ディスパーシブの5種類があるが、それぞれのディスクに特徴があり、製作する補綴物に適した特徴をもつディスクを選択する必要がある。

それぞれのジルコニアディスクの特徴と使用方法

ジルコニアブランクトランスルーセント

強度は1,200～1,400MPa。透過性は36％とZirkonzahnのジルコニアディスクの中ではもっとも低い。カラーリキッドには専用のウォーターベースを使用。フレーム専用として使用するディスク。

 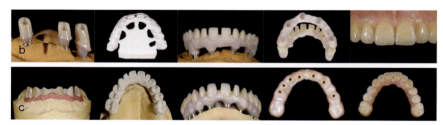

図1 a～c　ジルコニアブランクトランスルーセント（画像提供：Zirkonzahn）。

プレッタジルコニア

強度は1,000～1,200MPa。透過率は40％と高い。カラーリキッドには専用のプレッタアクアレルを使用。ジルコニアセラミッククラウンのフレームおよびインプラント上部構造や天然支台歯上のジルコニアモノリシッククラウンに使用する。

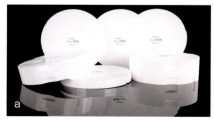 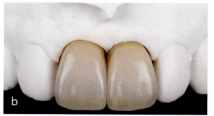 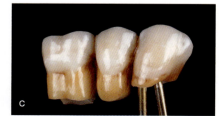

図2 a～c　プレッタジルコニア（画像提供：Zirkonzahn）。

アナトミックカラード

　強度は1,100〜1,400MPa。透過率は40％。シンタリング前のカラーリキッドによる着色が必要ないことから作業時間の短縮となる。モノリシックでも使用は可能であるが、色はデンティン色のみのため基本的にはジルコニアセラミッククラウンのフレームとして使用する。

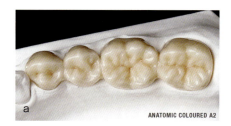
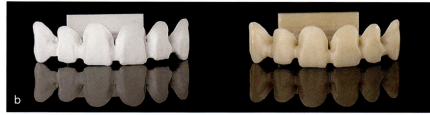
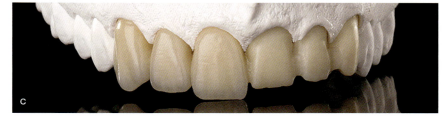

図3a〜c　アナトミックカラード（画像提供：Zirkonzahn）。

プレッタ4アンテリア

　強度は670MPaと従来のジルコニアの約半分となる。透過率は50％と高い。カラーリキッドはプレッタ4アンテリアアクアレルを使用。ジルコニアセラミッククラウンのフレームおよびブリッジ（3ユニットまで）、ジルコニアモノリシックのインレーやアンレー、ラミネートベニアなどに使用する。

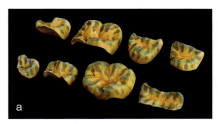
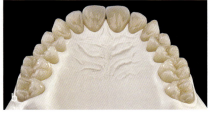
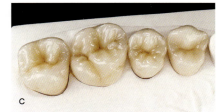

図4a〜c　プレッタ4アンテリア（画像提供：Zirkonzahn）。

プレッタ4アンテリア ディスパーシブ

　強度は600MPa、透過率は50％とプレッタ4アンテリアと同等の透過率であるが、Zirkonzahnとしては初めてのマルチレイヤードタイプのディスクとなる。積層は4層ですべて同一強度。カラーリキッドは使用しなくても良いが、必要に応じてプレッタ4アンテリアアクアレルのインサイザル色のみ使用する。ジルコニアモノリシックのクラウン、インレー、アンレー、ラミネートベニア、フレーム、ブリッジ（3ユニットまで）に使用可能。

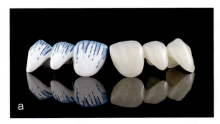
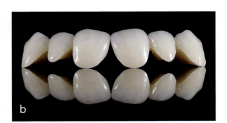
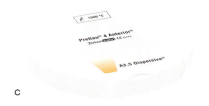

図5a〜c　プレッタ4アンテリア ディスパーシブ（画像提供：Zirkonzahn）。

Part 1 - 製作ステップにおける勘どころを知ろう

表1　Zirkonzahnのジルコニアディスクの比較。

	フレームのみ		フレーム・モノリシック		
	ジルコニアブランク トランスルーセント	アナトミックカラード	プレッタジルコニア	プレッタ4アンテリア	プレッタ4アンテリア ディスパーシブ
強度	1,200〜1,400MPa	1,100〜1,400MPa	1,000〜1,200MPa	670MPa	600MPa
透過率	36%	40%	40%	50%	50%
カラーリキッド	ウォーターベース	カラーリキッドなし	プレッタアクアレル	プレッタ4アンテリア アクアレル	プレッタ4アンテリア アクアレル
ディスクの種類	7種類 (10mm、12mm、14mm、16mm、18mm、22mm、25mm)	3種類 (10mm、14mm、18mm) A2、A3シェードのみ 12mm、16mm、20mmを含む6種類	8種類 (10mm、12mm、14mm、16mm、18mm、22mm、25mm、30mm)	8種類 (10mm、12mm、14mm、16mm、18mm、20mm、22mm、25mm)	7種類 (12mm、14mm、16mm、18mm、20mm、22mm、25mm)
シェード	シェードなし	16種類 (A1、A2、A3、A3.5、A4、B1、B2、B3、B4、C1、C2、C3、C4、D2、D3、D4)	シェードなし	シェードなし	16種類 (A1、A2、A3、A3.5、A4、B1、B2、B3、B4、C1、C2、C3、C4、D2、D3、D4)
コメント	クラウン、ブリッジ、インプラント上部構造の製作に使用できる。カラーリキッドのウォーターベースはデンティンシェードのみのため単色となる。モノリシッククラウンとしても使用できるが、その場合ほとんどの色をステインで再現することになるため基本的にはフレームに用いる。	クラウン、ブリッジ、インプラント上部構造の製作に使用できる。カラーリキッドは使用せず、ミリング後すぐにシンタリングできるため時間短縮が可能。デンティンシェードのみのため単色となる。モノリシッククラウンとしても使用できるが、その場合ほとんどの色をステインで再現することになるため基本的にはフレームに用いる。	クラウン、ブリッジ、インプラント上部構造の製作に使用できる。カラーリキッドのプレッタアクアレルはデンティン色16種類に加えインサイザル色12種類があり、幅広いキャラクタライズが可能。強度と透過性の両方に優れるため、フレーム・モノリシックの両方に使用できる。	クラウン、ブリッジ（3ユニットまで）、インレー、アンレー、ラミネートベニアの製作に使用できる。カラーリキッドのプレッタ4アンテリアアクアレルはデンティン色16種類に加えインサイザル色5種類があり、幅広いキャラクタライズが可能。透過性に優れるため、インレーやアンレーなどの部分的な修復物においても従来のジルコニアよりも白浮きが少なく調和が得られやすい。フレーム・モノリシックの両方に使用できる。	クラウン、ブリッジ（3ユニットまで）、インレー、アンレー、ラミネートベニアの製作に使用できる。基本的には着色されているためカラーリキッドを使用する必要はないが、必要に応じてプレッタ4アンテリアアクアレルのインサイザル色を使用できる（ブリッジの歯牙ポジションに高低差がある症例はインサイザル層に差が出ることも考えられるため、その際にはカラーリキッドを使用する）。透過性に優れるため、幅広い症例に対応可能である。

筆者のジルコニアディスク選択基準

　筆者の普段の臨床の中では、プレッタジルコニアとプレッタ4アンテリアの2種類を使用している。プレッタジルコニアは強度もあり透過性も高く、ほとんどの症例はプレッタジルコニアのみで対応できる。そのため、インレーやアンレーなどのプレッタジルコニアよりも透過性の高いプレッタ4アンテリアのほうが優位な場合はプレッタ4アンテリアを、それ以外はすべてプレッタジルコニアを使用している。

　プレッタジルコニア／プレッタ4アンテリアとジルコニアブランク トランスルーセント／アナトミックカラードの大きな違いは、カラーリキッドに起因した対応できる症例の多さである。弊社の症例はレイヤリング・モノリシックともにシェード写真を基に周囲に色を合わせる指示が多い。その際、デンティンシェードからスタートするジルコニアブランク トランスルーセント／アナトミックカラードと比べて、プレッタジルコニア／プレッタ4アンテリアはカラーリキッドである程度の色調をシンタリング前に付与できるため、数ステップ先からのスタートとなり、その後のステインも少なくなる。Zirkonzahn社のディスクはアナトミックカラードおよびプレッタ4アンテリア ディスパーシブ以外無着色である。色が付いているディスクより、何も着色されていないディスクのほうが自由に着色できるため自由度が高くさまざまな色調に対応しやすい。またこの場合、他のシステムであれば種類・シェード・サイズなど多様なディスクを在庫に持たなければならないのに対し、Zirkonzahnのディスクは種類と厚みのみを考慮すれば良いという点もメリットとなる。

　今年7月から販売が開始された4層のマルチレイヤーディスクであるプレッタ4アンテリア ディスパーシブは、発売時期の関係で本稿執筆時の段階で筆者はまだ臨床を行うに至っていない。今後、サンプル製作などを行いつつ、筆者なりの適応範囲を考えていきたい。

独自のディスク径

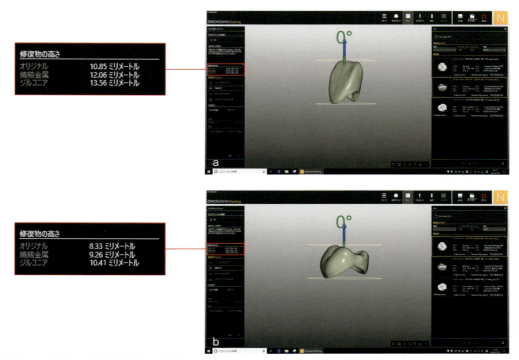

図6a、b　Zirkonzahnのジルコニアディスク径は独自のφ95mmと他メーカーのディスクより小さい設定となっているため、他社のCAD/CAMシステムでミリングする際にはφ98mmを選択する。また、Zirkonzahnのジルコニアディスクにはそれぞれに厚みの違うディスクが用意されているが、補綴物が収まるサイズのものを選択する。図の場合、aは14mmのディスク、bは12mmのディスクを選択する。

Zirkonzahnの新たなジルコニアディスク

今年、海外ではプレッタ2、プレッタ2ディスパーシブという新しいジルコニアディスクが発売されたが、現在日本では認可待ちの状態である。プレッタ2は従来のプレッタよりも高い透過性をもち、カラーリキッドを使用するタイプのディスクである。プレッタ2ディスパーシブは4層のマルチレイヤーディスクとなる。これらのディスクを使用できるようになれば、さらに選択肢は増えるだろう。

Part 1-製作ステップにおける勘どころを知ろう

Chapter 2　スキャン〜CADデザイン〜ミリングの勘どころ

システムから考えるCAD/CAM加工

執筆：滝沢琢也／橋本章冴／陸 誠

はじめに

　デジタルデンティストリーは、歯科医療技術の向上だけに留まらず、歯科医療の枠組みやワークフローまで根本的に変革してきた。デジタル技術の活用が立ち遅れている領域もあるが、歯科補綴治療においては全工程デジタル化される可能性がでてきている。補綴装置の精度や再現性、製品の均一化、歯科技工製作工程の簡素化や医療廃棄物の削減にまで至っており、データの共有・統合をはじめ、可視化も含めたその恩恵は計り知れない。デジタルデンティストリーの普及にともない、歯科医師により口腔内で診査・診断された内容においてもデジタルの情報として歯科技工士に伝達され、設計や材料など多くのことに利用できる環境が整ってきた。

技工用卓上型スキャナーの選択

　歯科用スキャナーにおいては以前はそれほど機種も多くなく、中でも精度的に安定している製品となると選択の範囲は少なかった。しかし、近年多くのメーカーから多種多様なスキャナーが販売されてきており、精度的にも向上し、価格も200万円前後のものも多く販売されてきている。それらの中、CAD/CAMや3Dプリンターでの技工作業での活用範囲も広がり、すべてにおいて高価な高いスペックをもったスキャナーを使用するのではなく、用途と目的により、スキャンの精度などを考慮してスキャナーを使い分ける時代へと変容してきた（図1）。

今後のオペレーション作業について

　現在、もっとも重要な作業はCADソフトでの設計部分であり、今後の歯科技工所においてはこの作業をいかに簡略化し、短時間で多くのスタッフが使用できるようになるかが重要となる（図2）。今年3月に開催されたIDS 2019にも出展されていたようなAIの搭載やビッグデータの活用で、われわれの手を加える部分は少なくなると思われるが、固有の顎運動や口腔内組織との調和が図られているのかなどについては歯科技工士の判断に委ねられることとなる。また、マージン部の設定なども一概に自動設定で手放しとはいかず、まだ難しい部分もあると思われる。将来的には確認作業が中心になってくるであろうが、今までの経験と知識がなければ最悪機械任せになってしまうということも懸念される。今後ますますオープン化が進むことにより、機器ごとの能力の把握はもちろんのこと、ソフトの取り扱い、補綴装置の各材質による設計や技工作業工程をコーディネートするための知識は、今まで以上に必要となるであろう。

3Dマウスの活用

　3Dマウスは中心にあるコントローラを押したり、引いたり、ひねったり、傾けたりするだけで、画像のパンやズーム、回転などができる（図2）。また、頻繁に使

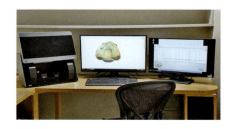

図1　D2000（3Shape）は高性能なスキャナーであるが、弊社では義歯系のスキャンを中心に使用している。義歯製作のためのスキャンにおいては、レストの奥や歯牙のアンダーカット部分など計測範囲が複雑となり、アンダーカット部分のスキャン精度と計測範囲の広さがスキャナーに求められることとなる。今後は、製作する補綴物によってスキャナーの種類を選択する時代になってくる。

Chapter 2　スキャン〜CADデザイン〜ミリングの勘どころ

図2a、b　3Dconnexion社SpaceMouse Pro。3Dマウスを活用することで、設計時の時間が短縮される。人間工学の面から考慮されたものもあり、手の疲れも少ない。

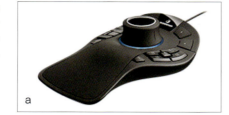
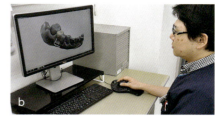

図3a、b　咬合器上でシリコーンのチェックバイトを用いてスキャンする際は、ベースとキャタリストを手で練って使用するパテタイプのシリコーンをコストの面から使用している。材料の性質上、aのように上下顎模型の接触状態が甘くなることが多く、設計の際に浮き上がりが確認された場合は、バーチャル咬合器上で少し補正して作業を行っている。

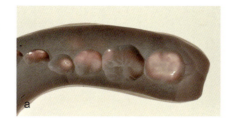
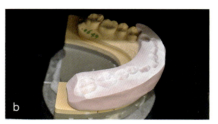

図4　モノリシックジルコニアクラウンは咬合の重要性などが指摘されていることから、咬合器をマウントしたまま上下顎のバイトの計測ができるinEos X5 スキャナー（デンツプライシロナ）を使用している。これにより、きわめて正確な咬合状態を再現することができる。このようなタイプのスキャナーを積極的に活用することにより、正確な咬合の付与による効率化が図れることとなる。

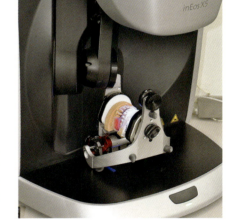

用するショートカットをファンクションキーに登録しておくことで、いつでもボタンひとつでショートカットを使用することができる。両手を使って行っていた作業が片手で、しかも限られた範囲の動きでできるため、効率化はもちろん手の負担も軽減できる。

咬合関係のスキャン

　卓上型の技工用スキャナーの中には、咬合器をマウントした状態で咬合関係を計測できないものも多い。それらの機種で咬合関係をスキャンする場合、咬合器上で採得されたシリコーンのチェックバイトを反転させて対合歯の情報として使用する方法と、実際の対合歯模型を作業用模型と咬合させた状態でスキャンする方法がある。前者のシリコーンのチェックバイトを利用する方法は簡便ではあるが、若干のバイトの浮き上がりが生じやすい（図3）。後者の方法は、咬合器上で対合歯模型を作業用模型と咬合させた状態で、上下顎模型をバーなどで固定してスキャンする。バーで模型を固定する作業が煩雑になることや、スキャンの際の模型の高さの制限もあり、スキャンができないこともある。これらのことから、近年は咬合器に装着した状態で咬合のスキャンを行えるスキャナーが精度・効率ともに有効であり、このような機能を有した機種が多くなってきている（図4）。

デザインの効率化

　デザインの際、CADソフト内の歯冠ライブラリ（さまざまな形態の歯冠データが多数登録されている）から残存歯牙形態に近い歯冠形態を呼び出し、それを修正してデザインしていく。しかし、ライブラリ内に収録され

Part 1 -製作ステップにおける勘どころを知ろう

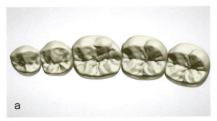
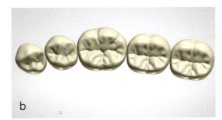
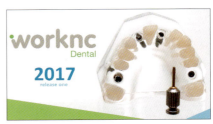

図5a、b 弊社がライブラリに登録している歯牙形態(a)とデフォルトで登録されている歯牙形態(b)。

図6 弊社で使用しているCAMソフト「WorkNCDental」(データ・デザイン)は、さまざまなチューニングが可能なオープンCAMソフトウェアであり、卓上型加工機から大型マシニングセンターまで対応することができる。

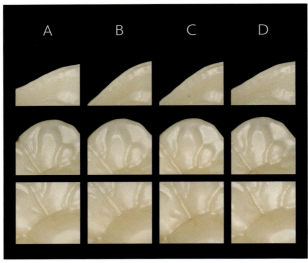

図7 同じSTLデータにて加工したものであるが、少し拡大して観察して見ると、ソフトと加工機の組み合わせにより軸面の表現力や溝などにそれぞれ違いが見て取れる。

ている歯牙形態は欧米人の特徴が強く、修正に時間がかかることが多い。このライブラリ機能にはライブラリへの追加機能があり、事前に使用しやすい歯牙を登録しておくことで、効率的にデザインをすることができる(図5)。

良好なジルコニアインレーの製作のために

ジルコニアは、ニケイ酸リチウムと比較して硬度が高く、比較的マージンが薄くなっても十分な強度を有しており靭性もあるため、インレー／アンレー製作の材料として優れている。特に近年において、高透光性(HT-3Y-TZP)やグラデーションタイプ(4Y-TCZP)のジルコニアの出現で、以前のような不透明感も緩和され、また接着システムが安定してきたこともあり、注目されてきている。良好なジルコニアインレーを製作するにあたっては、おおむねのCADソフトを使ってもデータ作りにおいてはそれほど大きな差はないと思われる。大きく左右するのは、使用する加工機に合わせたCAMソフトによって作成される加工パスである。もともと加工機とCAMソフトはパッケージされて販売されていることがほとんどで、パス等の設定はある程度最適化されてはいるが、それらは加工時の加工リスクに備えて安全策が講じられていることが多い。たとえば、マージン付近の加工時のチッピングや破折を予防するためにマージン付近に意識的に厚さを残し、ある一定以上マージンを薄くできないように設計されているものもある。このようなソフトを使用してインレーのマージンが厚く仕上がると後の調整量が多くなり、作業が繁雑となってしまう。結果として適合の良いインレー製作は難しくなる。これらを回避するため、ユーザーの加工要望に応じてCAMソフトのパスを調整してもらえるCAMソフト取り扱いメーカーを選択するのもひとつである(図6、7)。また、CAMソフトのパスをユーザーが調整できるCAMソフトの選択もあるが、あまり知識のない方にはかなり難しく、ハードルが高くなる。加工機の精度の問題として、やはり加工時にマージン付近を薄く追い込むことから、精度的にも高く、安定したマシニングセンターのような大型加工機、もしくは卓上型においても高精度な加工機の選択が必要となることは言うまでもない。

Chapter 2　スキャン〜CADデザイン〜ミリングの勘どころ

CAMソフトや加工機の特性を活かす

　弊社においては、加工する補綴装置の形状などから、CAMソフトと加工機の特徴を生かした使い分けをしている。以下に簡単に紹介したいと思う。

LD-Ⅰドライミリング(ジーシー)

　簡単なジルコニアクラウンやフレーム(3〜4歯程度)の切削やPMMAディスクからのプロビジョナルレストレーションの切削に使用している。他メーカーのマシンと比べると切削時間は少しかかるが、非常に適合精度が良い。

inLab MC X5 (デンツプライシロナ)

　主にインレー／アンレー、接着ブリッジ等のマージン付近を薄く仕上げなければならない製品の加工に使用している。ソフトと連動させてマージンを薄く仕上げられると同時に、加工時のチップ等が少ない。このあたりが優秀であるのは、長年インハウス型のCAD/CAMで培った加工ノウハウなども大きく影響しているものと思われる。

GM-1000 (松浦機械製作所，ジーシー)

　この大型のマシニングセンターは、主に金属加工やアバットメントの加工に使用している。何と言っても加工精度と速さにおいては、卓上型の加工機とは一線を画しているのは言うまでもない。このマシニングセンターはジルコニアのフレームや複雑な形状のクラウン、大型のブリッジの加工に使用している。大きなジルコニアのブリッジなどフレームが大きくなると島付きの加工をするが、通常の卓上型に付属しているCAMソフトだとそのあたりの細かなさじ加減ができない。このような大型のマシニングセンター用のCAMソフトは使い手の細かな要望にも応えられるようになっており、島の形状や体積、ハンドルの形状なども自由に変更ができる。弊社が他の歯科技工所から大型のジルコニアフレームや複雑な加工の依頼が多いのもこのあたりのことが影響しており、それが他社との差別化になっているのかもしれない。

おわりに

　歯科医療のデジタル化が進む中、CAD/CAMや口腔内スキャナーは大きな役割を果たしてきた。今後の歯科補綴の臨床においては、ますますデジタルデンティストリーは進歩し、活用範囲も一段と広がり、さらなる加速が予想される。それらの中、本当の意味でのすべての「オープン化」が必要となってくる時代に入ろうとしている。各機種での標準的なフォーマットを中心としたワークフローの展開が今後重要な課題であろう。このような環境が整うことにより、今後、患者・歯科医師・歯科技工士・歯科衛生士とさまざまなデータを共有でき、デジタルデンティストリーのワークフローがさらに内容濃く展開されてくるであろう。

　今回、貴重な資料を提供していただきましたメーカーの方々に感謝申し上げます。また、何より時間のない中、執筆活動に時間を割いてくれ、気持ちよく協力してくれた、株式会社コアデンタルラボ横浜のスタッフにこの場を借りてお礼申し上げたい。

参考文献

1．桑田正博，山本眞，西村好美，沖本祐真，三瓶竜男．デジタル時代における歯科技工のあるべき姿．ZERO 2016；15(1)：6-51.

2．北原信也，山崎治，瀬戸延泰，飯島俊一．フルジルコニアはどこまで使えるか．日本歯科評論 2016；76(12)：27-72.

3．滝沢琢也，田中文博，吉岡雅史，陸誠．歯科技工作業のデジタル化はわれわれをどこに連れて行くのか?．QDT 2017-2018；42(9-12)-43(1-6)：100-111，118-130，144-156，116-128，138-153，120-131，158-171，124-135，130-141，120-132.

4．陸誠，植松厚夫，北原信也．審美修復治療のマネージメント　ラボにおけるCAD/CAM運用の現状(前後)．補綴臨床 2018；51(4-5)：405-424，515-528.

5．白石大典，土屋雅一(編著)．月刊歯科技工別冊 モノリシックジルコニアのいま．東京：医歯薬出版，2017.

6．可児章人．—実践—ジルコニアの浸透ステインテクニック．歯科技工 2019；47(1-4)：40-48，156-166，254-263，388-399.

7．滝田大地．フルジルコニアクラウン製作における審美的要素の考察．歯科技工 2019；47(4)：356-366.

8．日本デジタル歯科学会(監)．ODT別冊 デジタルデンティストリーイヤーブック2017.東京：クインテッセンス出版，2017.

Part 1 - 製作ステップにおける勘どころを知ろう

Chapter 2　スキャン〜CADデザイン〜ミリングの勘どころ

精度安定と時間短縮を求めた
CAD/CAMシステムの活用

執筆：藤松 剛

はじめに

　本稿で筆者がお伝えする内容は、正しくスキャンしてデザインした形態をそのままミリングで再現することを目標としたシンプルな内容である（図1）。現状、業界を見ていると、シンプルに完結できていないことが多いのではないかと感じる。それにはさまざまな理由があるが、まずはデジタル化を進める上で何を求めているのかを明確にする必要がある。筆者自身はデジタル機器に精度安定と時間短縮を求めており、徹底して社内改革のツールとして使用している。なぜ時間を短縮しながら精度を安定させたいのか。その理由は歯科技工士の壊滅的な人材不足に対応するための準備と、本来歯科技工士が時間をかけて作業したい工程に使える時間を作るためである。フルデジタル化することによってすべてが完璧になるということではない。デジタルツールは歯科技工士の助けになるものだと考えている。

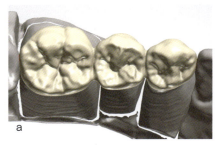
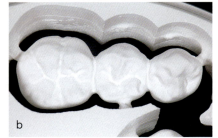
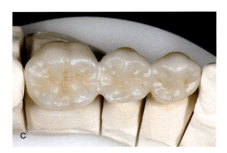
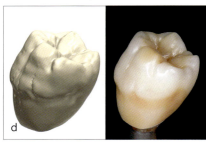

図1a〜d　正しくスキャンしデザインした形態をそのままミリングで再現する。筆者はデジタル機器に精度安定と時間短縮を求めている。

どこに重点をおくのか？

　冒頭で述べたシンプルに完結していない理由。それは各工程で手作業による調整が入り、ロスタイムが発生していることである。デジタルツールを正しく使いこなせば、そのロスタイムを最小限に抑えることができる。ミリング後、半焼結のクラウンをカービングする時間や、分厚く削ったマージンを薄く整える時間、焼結後の内面調整にかける時間等、ユーザーの工夫により改善できることが多々ある。各メーカーからさまざまなCAD/CAMシステムが販売されているが、ロックがかかっていてユーザーによる工夫の余地が少ないマシンもあれば、マシンスペック的にどうにもならないものもあるので、マシン購入前に徹底的に調べる必要がある。重要なことは、自分の求めることができるのかということである。求めるものは個人の価値観によって三者三様なので、選ぶマシンも人それぞれということになる。

　筆者自身は口腔内スキャナーのデータにモデルレスで対応することを前提として、マージンが薄く削れる

ことに重点をおいている(図2)。模型もなく、支台歯もない中、マージンをマイクロスコープで見ながら全周薄く削るような作業は、精度的にも時間的にも避けたいと考えている。

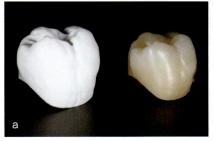
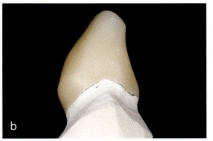
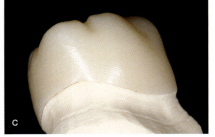

図2a〜c　筆者は口腔内スキャナーのデータにモデルレスで対応することを前提として、マージンが薄く削れることに重点を置いている。なお、b、cはシンタリング後、手作業による調整を行っていない状態である。

スキャン

　スキャンに対する注意点は多々あるが、今回は対象物の反射についてお伝えしたい。基本的にスキャナーでスキャンするとレーザーが対象物に当たる際に反射を起こすため、その反射を防ぐためにマスキングを行う。しかし、スキャン対象物はマテリアルによって異なる反射特性をもっており、それに対応するためのマスキングがフィッティングパラメーターに大きく影響を及ぼす(図3)。石膏支台は反射はするもののマスキングが必要ない程度なので比較的パラメーターの適正値を探りやすく、担当者による個人差も生じにくい。チタンアバットメントやチタンベースは反射が強く、マスキングが必要になる。薄いマスキングで反射を抑えられるが、その薄く塗る方法を統一しておかないと個人差でパラメーターの適正値にばらつきが生じる可能性がある。アルミナサンドブラスト処理することにより反射を抑えることもできるので安定度を優先する場合は効果的であると言える。ジルコニアアバットメントのスキャンはもっとも難しく、パラメーターの適正値を探りにくい。その理由はレーザーを反射する上、透過してしまうのでマスキングをかなり分厚くしないと反射と透過の両方を防ぐことができないからである。マスキングを分厚くすると個人差も出やすく、精度の安定とはかけ離れてしまうため、パラメーターをきつめに設定して削って調整しながらアジャストしていくことも多い。筆者は日常臨床において取引きのある歯科医師にジルコニアアバットメントを勧めていないが、このような煩雑な作業になることも勧めていない理由の1つである。筆者の臨床においては、最近ではPekkton(Cendres+Métaux、大信貿易)をアバットメントに使用する頻度が多い。その理由として、物性の良さは当然だが反射が少なくマスキングが必要ないため、パラメーターの適正値を探りやすいという点も挙げられる。石膏を含め、チタン、ジルコニアでは感じられない独特なフィットが得られる(図4)。

　このようにマスキングが及ぼす影響は大きく、ワックスアップスキャンよりもCADソフトでデザインしたデータの再現性が良い理由もここにある。症例によってはワックスアップスキャンやレジンアップスキャンを必要とするケースも存在するが、極力CADデザインで作業することをお勧めしたい。

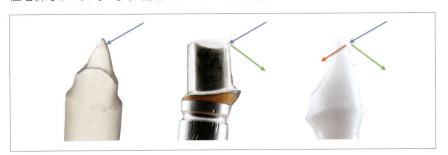

図3　スキャン対象物のマテリアルによって反射は異なり、反射を抑えるためのマスキングも異なる。このマスキングがフィッティングパラメーターに大きな影響を及ぼす。

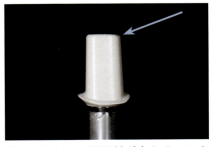

図4　Pekktonは反射が少なくマスキングが必要ないため、パラメーターの適正値を探りやすい。

Part 1 - 製作ステップにおける勘どころを知ろう

CADデザイン

　CADデザインは慣れるとかなりの時間短縮に繋がるが、オペレーターの能力に大きく左右される。筆者は、実際に補綴を仕上げた経験がある歯科技工士がオペレーターとしてデザインすることが望ましいと考えている。また、形態や咬合、フレーム形態の好みもあるので、時間短縮と精度の安定を求めるにはラボ内でのイメージの共有が必要になる（図5）。

　CADデザインを円滑に進めるには、歯牙形態のライブラリ（図6）を駆使したり、反対側の形態をミラーリングできるケース（図7）は積極的に使用したりする必要がある。ショートカットキーを使用することもお勧めしたい。従来ワックスアップしていたことをマウスで再現するイメージに慣れるまでは多少の時間を要するが、慣れればラボ内の製作工程が劇的に変わるであろう。

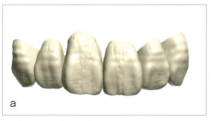 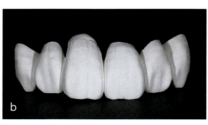 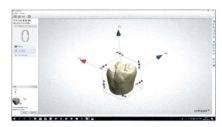

図5a、b　形態や咬合、フレーム形態の好みもあるので、ラボ内で時間短縮と精度の安定を求めるにはイメージの共有が必要になる。

図6　CADデザイン。歯牙形態のライブラリを積極的に利用することが時間短縮に繋がる。

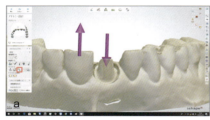 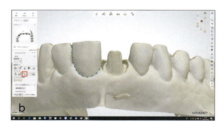 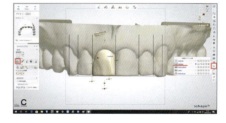

図7a～c　反対側の形態をミラーリングすることも有効である。

ミリング

　ミリングについてはミリングマシン自体のパフォーマンスが重要視される傾向にあるが、CAMソフトとカッティングツールの重要性も無視できない。もちろんミリングマシンの剛性などマシン自体に求める要素も多々あるが、CAMソフトの加工テンプレート（加工パス）やカッティングツールのコーティング、形状、刃の枚数もミリング精度や再現性に大きく影響する。このようなミリング精度に影響を及ぼす構成要素を理解した上でマシンの選定をして精度を追求することが必要で、購入してすぐに100%の精度を出すのは難しい。導入したマシンの特性を理解し、擦り合わせしながら検証する期間が必要になる。この擦り合わせに対しては、最初はミリング加工のメカニズムを知るところから着手することをお勧めする。そして、スキャン時の反射の問題、フィッティングパラメーター、ミリング加工を考慮したデザイン形態、チッピング防止やデザイン形態の再現性を上げるためのネスティングなどを検証することで精度は上がっていく。ミリング加工の知識を深めるとCADデザインが変わる。言い換えれば、ミリングしやすいデザインにすることで再現性が上がる。これは単純な形態にデザインするという意味ではなく、複雑なデザインでもミリングしやすいデザインにするということであり、少しの工夫で大きく結果が変わる。ミリングに求めることも人それぞれ異なると思うが、再現性と加工時間は相反する。細かい部分の再現性を求める場合は使用する刃物の本数も増えることから加工時間は当然長くなる（図8）。デザインデータに合った加工パスでミリングすることが必要で、これは歯冠形態と内面のどちらにも言える。加工パスにより細部の再現性は大きく変わる。歯冠形態については咬合面

Chapter 2 スキャン〜CADデザイン〜ミリングの勘どころ

図8 細かい部分の再現性を求める場合は使用するカッティングツールの本数も増えることから加工時間は当然長くなる。

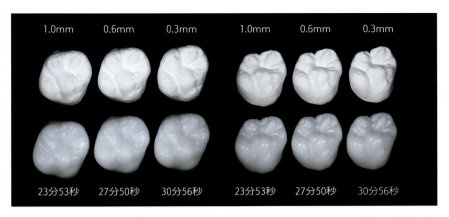

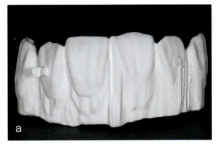

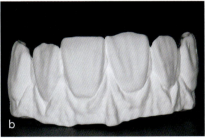

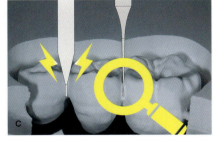

図9a〜c 歯冠形態については咬合面の溝や連結部に0.3mmのドリルを使用する方が再現性は上がるが、ドリルの形状によってもその効果が異なる。

図10 マージンの加工精度は、マシンやスピンドルの剛性、加工パス、ネスティングやコネクターの位置、本数、カッティングツールに至るまでのミリング加工に関するすべての要因が影響する。

の溝や連結部に0.3mmのドリルを使用する方が再現性は上がるが、ドリルの形状によってその効果が異なる（図9）。

スキャン時の挿入方向がミリング時のドリルの挿入方向に影響を及ぼすことも考慮しなければならない。内面においても効果が異なり、支台歯の形態と内面を見ればケースごとに内面加工のフィニッシュを0.6mmと1.0mmのカッティングツールのどちらで行うか判断できる。内面加工で0.6mmでのフィニッシュが必要なケースに1.0mmのカッティングツールでフィニッシュすると、当然削り残しができてフィットに影響が出る。臨床的にはデザイン時に歯冠形態と内面加工の両方がイメージできるので、その段階でどのテンプレートで削るのかが決まるが、ケースにあったテンプレートでミリング加工をすることが精度の安定に繋がる。

ミリング加工の最大のテーマは、マージンを限界ギリギリまで攻めるとチッピングの壁にぶつかることで

ある。ここでミリング加工に関するすべての要因が影響する。マシンやスピンドルの剛性、加工パスは当然だが、ネスティングやコネクターの位置、本数、カッティングツールに至るまでのすべての要因をクリアにする必要がある（図10）。

すでにミリングマシンを使い慣れている人は別だが、基本的には購入後の納品時にトレーニングを受けてもすべてを理解するのは難しい。日常のケースで使用しながら理解を深めていく必要があり、その度合いにより同じマシンを使用してもパフォーマンスに差が出る。そのため、日頃からの研究・検証が必ず日々の臨床に活かされるであろう。

精度の安定においてミリングマシン自体も年々劣化するので、軸補正を含めたキャリブレーションの頻度も意識し、マシンの異変に対してトラブルが起きる前に対処できるように手入れやマシンの状況を把握しておくことも重要である。

Part 1 - 製作ステップにおける勘どころを知ろう

Chapter 2　スキャン〜CADデザイン〜ミリングの勘どころ

スキャンとCADデザインの注意点

執筆：峯崎稔久

スキャンにおける注意点

　Zirkonzahn（日本代理店：トーシンデンタル）のスキャンは三角法方式が用いられており、ストライプレーザー光を模型などの測定対象物に交差させて照射し、対象物からセンサーまでの距離を計測することで形を読み取っている（図1）。そのためスキャンを行う上で重要なことは、対象物がしっかりと光を反射してくれなければ正確な読み込みができないということである。

　筆者は模型製作には反射の強い白色の石膏を使用している。またスキャンする支台歯はトリミング後にコーティングせず、そのままの状態でスキャンを行っている。コーティングされた支台歯をスキャンした場合、実際に読み込まれているのはコーティング材を抜けた先の石膏面であり、この後の適合調整時にはコーティングされている厚み分、支台歯模型への戻りが悪くなってしまうためである。そのため、コーティングした支台歯を読み込む際にはスキャンパウダーを使用したほうが良い。また、外注などによって支台歯にコーティングされた上にワックスアップがされている場合には、スキャン用のパウダーを支台歯とワックスパターンの両方に使用することで対応している。このパウダーを薄く使用することでコーティングされた面の読み込みや、光が抜けてしまうワックスパターンを面荒れさせることなく読み込むことが可能である（図2）。

　また、旧補綴物を除去した際の溝などが残っている支台歯は、フローの良いレジンなどで埋めてスキャンを行う（図3）。その際にもスキャンパウダーを使用しなければ、レジン部分に面荒れが起こる（図4）。

　その他にインプラントのパーツを読み込む際には、一度パーツにアルミナサンドブラスト処理を行い、その上でスキャンパウダーを使用している（図6）。ワックスパターンは歯冠色ワックスのように反射の強そうな色であってもスキャン時には面荒れが起こる。

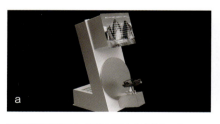
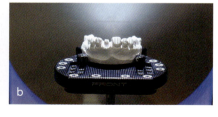
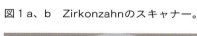

図1 a、b　Zirkonzahnのスキャナー。

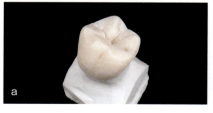
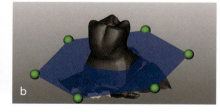
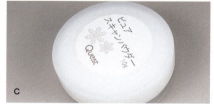
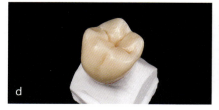
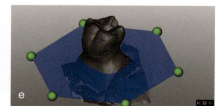

図2 a〜e　スキャンパウダー（ピュアスキャンパウダー、クエスト）を使用してスキャンすることで、面荒れなくワックスアップを読み取ることができる（a〜c）。d、eはスキャンパウダーを使用していない状態。

Chapter 2 スキャン〜CADデザイン〜ミリングの勘どころ

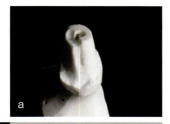
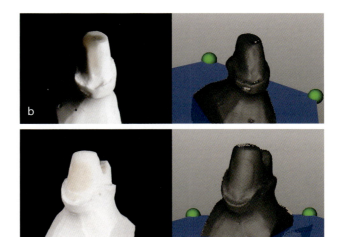

図3a 旧補綴物除去後の支台歯。このままの形は削り出しでは再現できない。
図3b レジンで溝を埋めた状態とスキャンされた支台歯の画像。

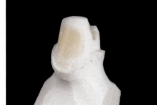
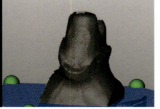

図4a 同じようにレジンにてアンダーカットを埋めた支台歯。そのままスキャンすると頬側中央部に面荒れが起きてしまう。

図4b スキャンパウダーを使用することで、面荒れはなくなる。

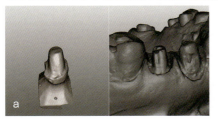
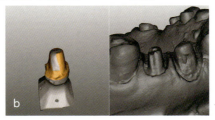
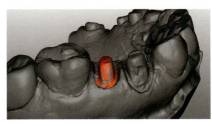

図5a、b スキャンした支台歯は本模型のデータと合成する必要がある。本模型は溝を埋めていない状態でスキャンを行っているために支台歯の形が合わなくなってしまうが、その場合は埋めていない部分のみを使用して合成を行うことで対応可能である（オレンジ部分のみで本模型とのマッチングを行う）。

図5c グレーの本模型データに赤色の支台歯のデータがマッチングされている。色がグレーと赤のミックスになっている部分は本模型と支台歯のデータが同じとなる。レジンを盛った部分は支台歯のデータである赤色になっている。

インプラントアバットメントのスキャン

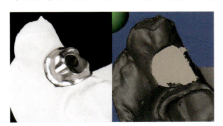
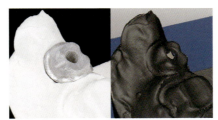
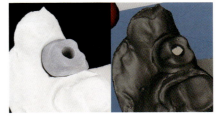

図6a インプラントアバットメントのスキャン。そのままスキャンを行った状態。メタルの面のままではスキャナーが読み込まない。

図6b スキャンパウダーを使用した状態。スキャンパウダーを使用することで読み込むようにはなるが、乱反射が起きているため面荒れが見られる。

図6c アルミナサンドブラスト処理後にスキャンパウダーを使用した状態。アルミナサンドブラストをしたことで乱反射する面が完全になくなり、スキャンパウダーが均一に塗布されている。スキャンされた画像も良好である。

CADデザインにおける注意点

　デザインを行う際、ワックスアップしたものをスキャンしてCAD上で整えるダブルスキャンと、用意された歯牙形態のデータや反対側をミラーリングしたデータを触っていくデジタルワックスアップの2通りがある。筆者は普段の臨床ではほぼすべての症例をデジタルワックスアップで製作している。

　デジタルワックスアップに使用する歯牙形態のデータは、ソフト内に元々用意されているデータのほか、自分で用意した模型をスキャンして保存しておくことでその模型のデータをデジタルワックスアップの際に利用することも可能となる。通常のワックスアップで前歯部を製作する際、反対側に模倣する歯があればそ

Part 1 - 製作ステップにおける勘どころを知ろう

ちらに近づけるようにワックスを少しずつ盛り上げていく。しかしデジタルであれば、反対側をミラーリングし、ペーストするだけでおおよその形はできあがる。時間にして2分程である。その他、反対側がない両側中切歯のような場合や、さらにフルマウスなどの症例になると、それだけの本数のワックスを盛り上げる作業時間を考慮すると、デジタルワックスアップは基本となるデータがあるため、そちらをベースに足し引きをしながら作り上げることができ、やはり通常のワックスアップよりもかなりの時間短縮となる。

デジタルワックスアップ（反対側をミラーリング）

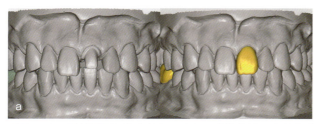
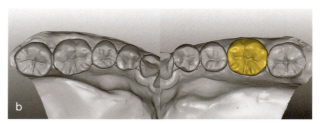

図7a、b　反対側同名歯をクリックし、修復部位の支台歯上に貼り付ける。その後、配置とサイズを調整し、問題なければバイトを調整して完了となる。それぞれ、反対側同名歯をコピーして貼り付けている。

デジタルワックスアップ（自分で登録したデータを引用）

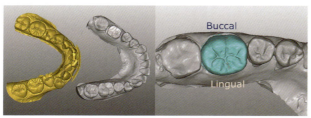
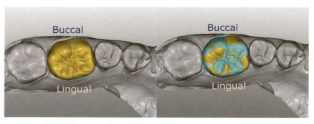

図8　ソフト内には数種類の歯牙形態のデータが用意されているが、それ以外にも自分で登録した模型をスキャンし歯牙形態のデータとして登録しておけば、そのデータを呼び出して使用することができる。読み込んだ歯列模型から修復部位をコピーし、支台歯上に貼り付ける。右は貼り付けが終わった状態。このデータをワックスアップのデータとして使用する。

図9　貼り付けたデータは現段階では最終目標の形態のデータとして表示されているだけであるため、このデータを基に実際のクラウンを排列し、最終的に形態を適応させていく。左は現段階の実際のクラウン形態で、右は2つのデータを重ねた状態。

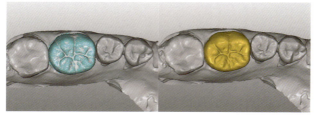
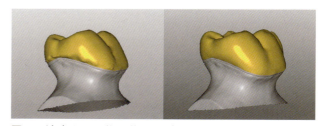

図10　製作するクラウンと参考となるデータを適応させた状態。適応させることで先ほど貼り付けた形態と同じ状態となり、自由に形態を触ることができるようになる。

図11　適応させた後、若干のズレはスムーサーで均して完了となる。右は均した後。

デジタルワックスアップ（既存データを使用）

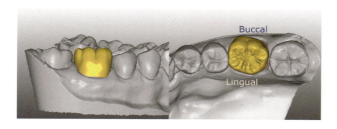

図12　ベースとなる歯牙のデータが2種類用意されているため、最初に登録した修復部位にそのデータがある程度の位置で排列される。ベースとなる形態は全体的に展開角が強いため、次のステップで咬頭の高さを変更する前提でまずは排列のみを修正する。自動で排列された状態。

Chapter 2　スキャン〜CADデザイン〜ミリングの勘どころ

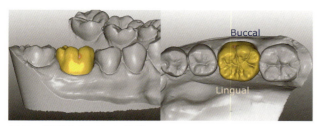

図13　排列を修正した状態。

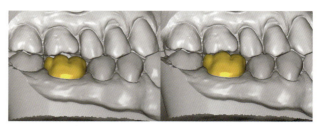

図14　既存データの形態では噛み合わせがうまくいかないことが多いため、咬頭の高さ、位置を修正して対応する。左は修正前、右は修正後。

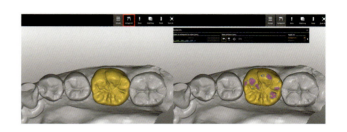

図15　咬頭の高さを決めたら、次にバイトを調整する。バイトは対合歯と当たっている箇所を表示することで確認できる。

この際に考慮すべき点は、この先のジルコニアモノリシッククラウンの製作ステップである。一般的にはシンタリング後に調整を行い、ステイン・グレーズ後に完成というステップで製作されるため、ステイン・グレーズ分の厚みを対合歯から空かせておかなければ口腔内で必ず高い補綴物となってしまう。調整された部分はステインも剥がれてしまい、ジルコニアが表面に露出した状態となってしまうため、そうならないようにデザインしておく必要がある。また、Zirkonzahnだけではなく他社メーカーにおいても、シンタリング後のジルコニアクラウンはバイトが若干高くなった状態となる。原因について明確な答えは得られていない

が、特に考慮せず対合歯に合わせて削り出されたジルコニアクラウンはバイトが高く、周囲の残存歯に浮き上がりが見られる（図16）。それをリセットするまで調整し、さらにステイン・グレーズ分の厚みを調整すると、かなりの労力と時間がかかってしまい咬合面形態もほとんどなくなってしまうため、ジルコニアに置き換わる前に対応する必要がある。

筆者は、デザイン上ではあえて対合歯と当たる部分を0.2〜0.3mm空くようにして製作している（図17）。これらの数値は天然支台歯かインプラントかで変えているが、実際それだけ空かせてもシンタリング後は若干の調整が必要となるが、その調整量はわずかで済む。

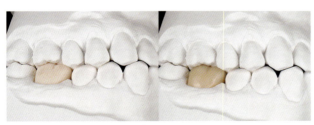

図16　左がワックスアップ、右がシンタリング後の状態。周囲の残存歯に浮き上がりが見られる。

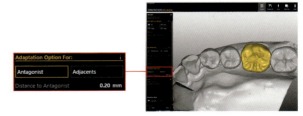

図17　対合との距離が0.2mmの状態。

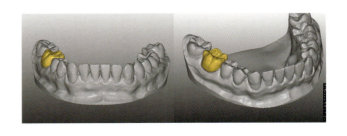

図18　デジタルワックスアップ完成。

Part 1 - 製作ステップにおける勘どころを知ろう

Chapter 3　形態修整・適合調整の勘どころ

適合精度を上げるための考え方と臼歯・前歯の半焼結時の形態修正

執筆：枝川智之

適合精度を上げるために：モデルスキャン前のリリーフ

　作業の効率化を考える上でも、ジルコニアの適合調整はシンタリング後からではなくモデルスキャンの段階から考えることが重要である。
　ジルコニアディスクを研削するミリングバーの最小系が0.6mmであることを考えると、支台歯が鋭利な箇所は適合時に支台歯とジルコニアが当たらないようにする必要がある（図1）。モデリング後にソフト上でドリル半径機能を使うことでリリーフすることもできるが、唇舌的にも無駄にスペースができてしまうのでモデルスキャンの前にワックスまたはラバーセップでリリーフを行って対応している（図2、3）。

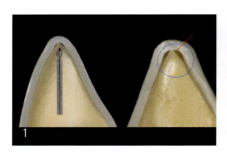
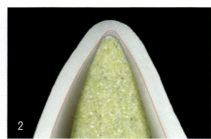
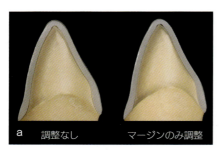
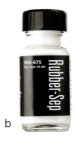

図1　ミリングバーの最小径が0.6mmと考えると、支台歯が鋭利な箇所は適合時に支台歯とジルコニアが当たらないようにする必要がある。
図2　モデルスキャン前にリリーフして、鋭利な箇所の当たりが出ないようにしておくことで、シンタリング後の時間短縮に繋がる（図は松風ビトリファイドダイヤでもっとも小さい径の#28）。
図3a　左：シンタリング後、マージンのみが支台歯と触れている状態。右：マージン付近の調整を行った状態。
図3b　モデルスキャン前に支台歯の鋭利な箇所をラバーセップ（カボデンタルシステムズ）を用いてリリーフしておき、モデリング時にマージン内面と支台歯の接触度合いの数値設定をしておくことで、シンタリング後の適合調整はマージン付近の調整のみで済むようにしておく。

適合精度を上げるために：マージンまでの距離の設定

　マージンまでの距離（内面の接する度合い）の設定は、支台歯の高さやテーパーによって大きく3パターンに分けている（図4）。支台歯やテーパーにより設定を変えることにより、臨床においてさまざまな支台歯に対して安定した適合と、調整時間の短縮が可能となる。

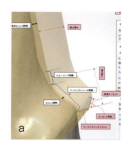
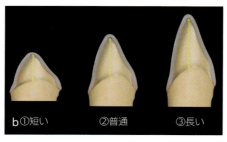

図4a、b　マージンまでの距離設定は3パターンに分けている。
①支台歯が短く、テーパーも大きいケース：内面に接するマージンからの距離を通常より多く設定する
②支台歯の長さ、テーパーともに通常のケース：マージンからの距離を1mm前後に設定する
③支台歯が長く、テーパーも少ないケース：マージンからの距離を通常より短く設定する

Chapter 3 形態修整・適合調整の勘どころ

適合精度を上げるために：マージンラインオフセット

モデリング時、通常の設定ではマージンのチッピングを防ぐ目的でマージンラインオフセットが設けられている（図5）。これによってマージンに厚みが出てしまう。マージンに厚みがあることで、歯冠中央部にかけてマージンの厚み分オーバーカントゥアとなり、また適合時に浮き上がりの原因にもなる。この部分はシンタリング前に調整する（図6）。

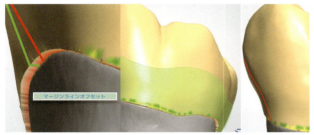

図5　マージンラインオフセット。

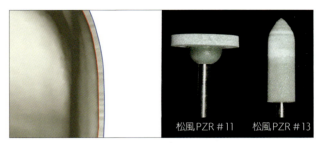

図6　シンタリング前にマージンの厚み調整を行う。マイクロスコープ下にて、松風PZR#11（松風）を用いてマージンライン（赤ライン）近くまで調整を行う。マージンの厚み調整後に歯冠中央部にかけてオーバーカントゥア部を松風PZR#13（松風）を用いて調整する。

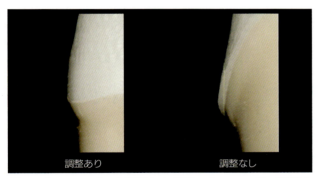

図7　左：マージンを調整した状態。右：マージン調整なしの状態。マージン調整なしの状態では内面の浮き上がりが確認できるが、厚みを調整することで浮き上がりが少ないことが確認できる。

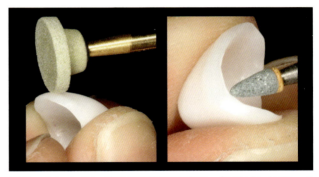

図8　シンタリング後に調整する際は、松風ビトリファイドダイヤと松風カーボランダムポイント（ともに松風）を使用している。

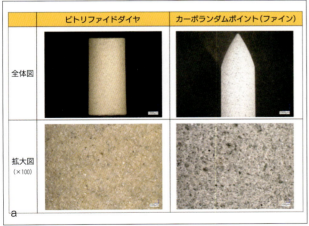

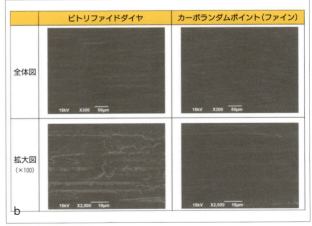

図9a、b　松風ビトリファイドダイヤ：ダイヤモンド砥粒をガラス系結合材（ビトリファイド）で結合することで、面荒れが少なく研削力があるため、切削量の多い部分に使用する。
松風カーボランダムファイン：切削面が緻密でビトリファイドダイヤに比べて面荒れとチッピングが少ないという特徴から、特にマージン部付近に使用している（画像提供：松風 研究開発部）。

47

Part 1 - 製作ステップにおける勘どころを知ろう

半焼結ジルコニアの形態修整（臼歯部）

前述したようにミリングバーの最小径が0.6mmであることから、咬合面や細部の再現性が低い部分をシンタリング前に調整しておく必要がある。咬合面の溝をカービングする際に先端の鋭利なバーを使用すると、亀裂進展が起こりやすくなり破折の原因となるので注意が必要である（図10〜12）。

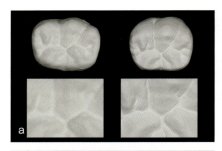

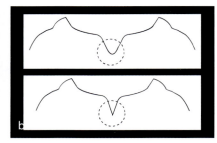

図10a、b 咬合面の溝をカービングする際に先端の鋭利なバーを使用すると、亀裂進展が起こりやすくなり破折の原因となるので注意。

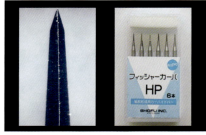

図11 松風フィッシャーカーバー（松風）は亀裂進展が起こりやすい。

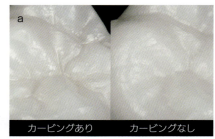

図12a、b シンタリング前のジルコニアは約20％大きいことから、この段階で鋭利な溝を付与する必要はない。まず、米粒状の松風ダイヤモンドポイントS3（松風）を用いて溝の展開角を広げ、次に円錐型で先端がラウンド状になっている松風F16Rダイヤモンドバー（松風）で溝をカービングする。

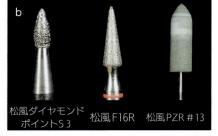

半焼結ジルコニアの形態修整（前歯部）

CAD/CAM加工では、歯牙の表面性状のような繊細な再現はされないため、モノリシックジルコニアにおいての前歯部のカントゥアリングは重要な要素となる。

シンタリング後でも形態修正はできるがシンタリング後は素材が硬くなるので、歯牙のもつ軟らかく捻れるような隆線や表面性状の付与はシンタリング前に行っておきたい（図13、14）。

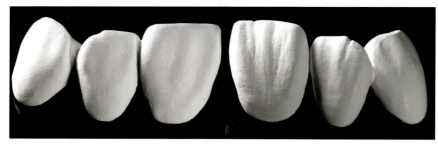

図13 加工時（左）とカントゥアリング後（右）。

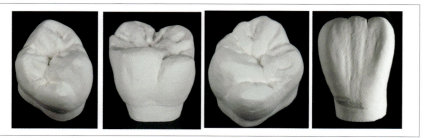

図14 カントゥアリングされた状態。

Chapter 3 形態修整・適合調整の勘どころ

　シンタリング前のカントゥアリングに使用するバーは、セラミックスの形態修正に使用した使い古しの松風ポーセレンマスター19YN（松風）を主に用いる（図15）。表面のダイヤモンドがあまり突出していないものを使用することで、傷が深くつき過ぎず適度な深さの表面性状が容易に表現できる。回転数を遅くすることでダイヤモンドバーが目詰まり状態になって滑らかな表現もできる。最後に隆線部を中心にPZR#13で調整する。

図15　19YNとPZR#13。
図16　ダイヤモンドポイント19YNを使い、縦の隆線や唇側面溝にメリハリを付ける。この時に三面形態や隆線の動きに注意する。

図17a、b　カントゥアリング前（a）と後（b）。ダイヤモンドポイント19YNのみで仕上げている。歯牙の横走隆線や周波条の表現は、角度に合わせてダイヤモンドポイント19YNの軸面を合わせ、ダイヤモンドの回転方向で付くバーの跡を利用することで簡単に表現できる。シンタリング後にグレージングによって凹凸が多少埋まることを考え、表面性状は少しメリハリを強めにしておく。

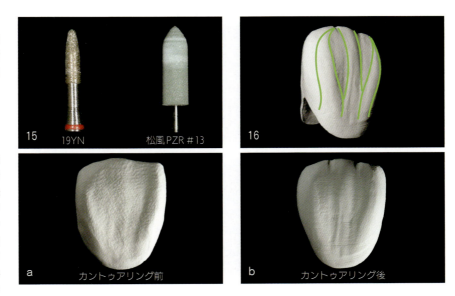

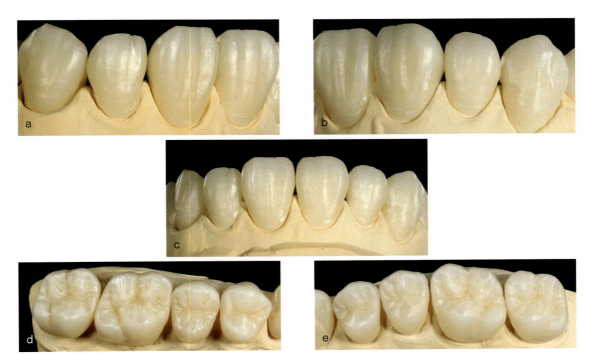

図18a〜e　画像はシンタリング後、ほぼそのままの状態。モデリングでは意図した形態にならない場合が多く、シンタリング前に手を加えなくてはならないが、20％ほど大きく加工されたジルコニアは模型に戻せないことからカントゥアリングは難しい。このことから、モデリングの際に軸面や豊隆、カントゥアなどを基準にカントゥアリングを行う必要がある。
　また、シンタリング後に不足している箇所は陶材にて回復できることも踏まえて製作している。詳細はPart2 Chapter3 前歯部クラウン製作の勘どころを参照していただきたい。

参考文献
1．山本眞．CAD/CAMシステムによるマージンの適合性問題への挑戦—「エッジ延長法」による支台歯スキャンの理論と効果—．QDT 2017；42(5)：28-63．
2．西村好美．ポーセレン修復における歯冠形態の捉え方 前歯部歯冠各部における形態的特徴と後続歯への形態変化 応用編．QDT 1991；16(5)：51-65．

Part 1 - 製作ステップにおける勘どころを知ろう

Chapter 3　形態修整・適合調整の勘どころ

ポイント選択の重要性と調整時間を減らすためのシンタリングサポート

執筆：岡部和幸

ジルコニアディスクとポイントの相性を知ることも重要

　CAD/CAMにて削り出された半焼結のジルコニアは、メーカーでのジルコニアディスク製作過程におけるプレスのかけ方や組成によって、表面の質感および感覚的なものであるが加工時に感じる粘り気のようなものに違いが出てくる。そのため、半焼結のジルコニアの形態修正には加工するポイントとの相性も考慮しなければならない。現在、筆者はプレシンター・ジルコンポリッシャー（茂久田商会）を使用して調整を行っている（図2〜8）。このポイントは筆者が使用しているIPS e.max ZirCADシステム（Ivoclar Vivadent）のジルコニアディスクとも非常に相性が良い。他社のジルコニアディスクを使用していた際には、プレシンター・ジルコンポリッシャーとは異なるメーカーのポイントが非常に使い勝手が良かったのだが、IPS e.max ZirCADシステムのジルコニアに使用すると切削量も少なく半焼結のジルコニアの面が綺麗にならなかった。また、同じプレシンター・ジルコンポリッシャーの中にあるホワイトのポイントは、他ジルコニアに使用した際に表面が滑沢になり過ぎて、浸透液が入り込まずに浸透系リキッドによるインフィルトレーションができなかったという経験もしており、使用しているジルコニアとの相性を考えてポイントを選択することは非常に重要だと考えている。

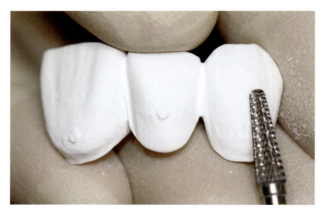

図1　ディスクから切り離し、カーバイトバー（ジョタ カーバイドカッター CX79SF、日本歯科商社）にて形態を整える。

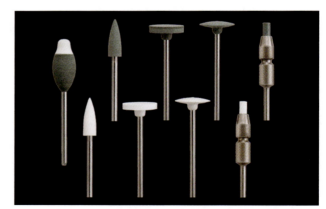

図2　プレシンター・ジルコンポリッシャー（茂久田商会）。

Chapter 3 形態修整・適合調整の勘どころ

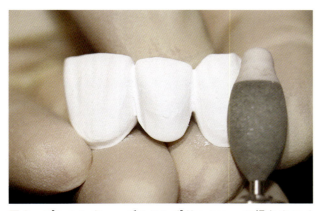

図3　プレシンター・ジルコンポリッシャーの緑とホワイトがセットになったポイントで全体的に研磨する。

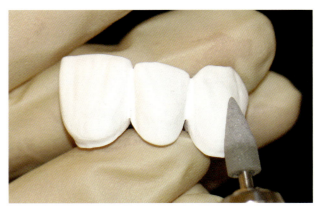

図4　細かい箇所を緑のポイントで研磨する。CAD/CAMより削り出された状態のマージンは、チッピング防止のために厚く削られてくるためにここで調整を行う。マージンを赤色のシャープペンシルでマークし、マイクロスコープで確認しながらマージンを薄くする。

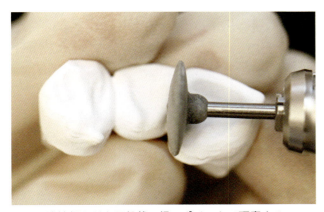

図5　連結部などを円盤状の緑のポイントで研磨する。

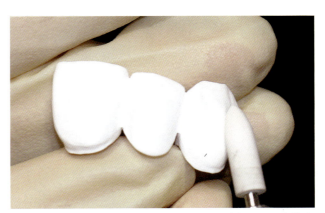

図6　ホワイトのポイントを使用し、艶が出るまで全体を研磨。

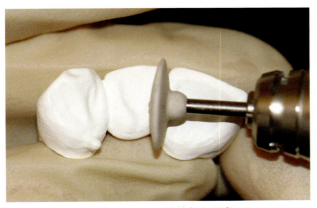

図7　ホワイトのポイントにて連結部を研磨。

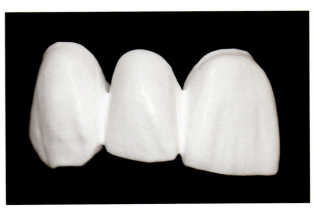

図8　完成。

Part 1 - 製作ステップにおける勘どころを知ろう

適合調整の時間を少なくするための
シンタリングサポートの考え方

　CAD/CAMが発売された当初と比較して、今日ではテクノロジーの進化によりジルコニアクラウンはどこのCAD/CAMメーカーで製作しても高い適合精度が期待できることから、臨床的な問題はないといっても良いであろう。

　しかし、より適合精度を求めていくという面で考えると、どんなジルコニアを使用していても共通しているのが約20パーセントも収縮をするジルコニアのシンタリングはかなりシビアに考える必要があるということである。その中でシンタリング時に変形を抑制するシンタリングサポートの重要性は大きいと考える。とくに昨今はグラデーションディスクがトレンドとなり、臨床で使用する頻度も増えている。切端部とデンチン部で強度が異なるタイプのグラデーションディスクのシンタリングサポートの位置設定は、最終的な精度にも大きくかかわる可能性がある。

　そこでここでは、直接的な適合調整のための手技ではないものの、その適合調整を行う時間を減らすために知っておくと有効なシンタリングサポートの考え方を紹介したい。

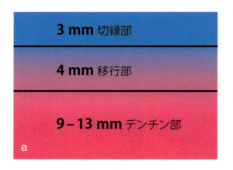
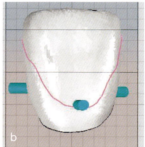

図9a、b　ここではIPS e.max ZirCAD Prime (Ivoclar Vivadent)を例に紹介したい。IPS e.max ZirCAD Primeには16mmと20mmの厚みのディスクがある。切縁部(650MPa)は3mm、移行部は4mmで共通しており、デンチン部(1,200MPa)のみ厚さが9mmと13mmになっているため、単冠修復の場合には必要な切縁の5Y-TZP量を上下的な位置で調整することができる。しかしシンタリングサポートは9～13mmのデンチン部に設定する必要がある。

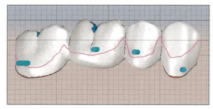

図10　ブリッジにアーチがついている場合にはシンタリングサポートをデンチン部に設定しなければならない。

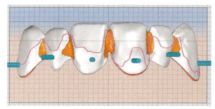

図11　前歯のような歯冠長が長いケースにおいてもシンタリングサポートはデンチン部に設定しなければならない。

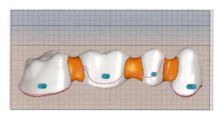

図12　フレームワークにおいてもシンタリングサポートをデンチン部に設定しなければならない。

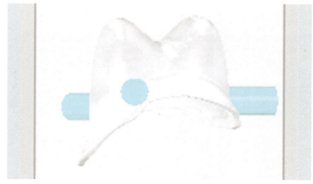

図13　シンタリングサポートは水平に取り付けるのがベストであり、複数歯の場合には近遠心部にも付与する。直径は2mm以上が必要になる。マージンより少なくとも1mm以上は上に取り付ける必要がある。

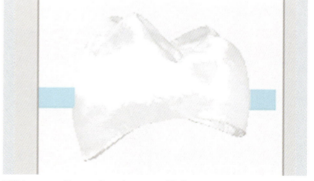

図14　モノリシックのケースの場合、シンタリングサポートの下がアンダーカットになっているとCAD/CAMでの加工時に削り残しが出てしまうので、水平でありつつもアンダーカットにならないようにポジショニングを行う。また同様に内面アンダーカットの確認も行うと良い。

Chapter 3 形態修整・適合調整の勘どころ

図15 アーチのついたケースやロングスパンのジルコニアブリッジにはシンタリングサポートは必要不可欠だと考える。図は唇側から見たシンタリングサポートの位置。上顎6前歯でアーチが付いているために、3|と|3のマージン部はジルコニアディスクの最下点ギリギリに設定し、すべてのシンタリングサポートはデンチン部に設定する。

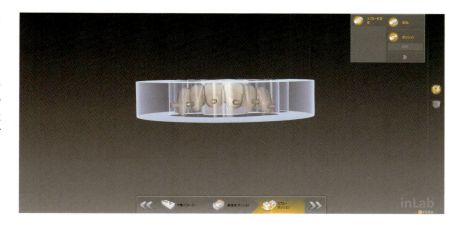

図16 マージン方向から見たシンタリングサポートの位置。できる限り一直線上になるように設定し、2mm以上のスプルーにする。

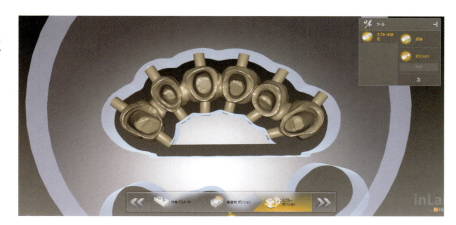

図17 不均一なシンタリングサポートは好ましくない。デンチン部以外の箇所にもシンタリングサポートが付与してあるため、この状態でシンタリングしたとしても変形や不具合の可能性が高くなる。

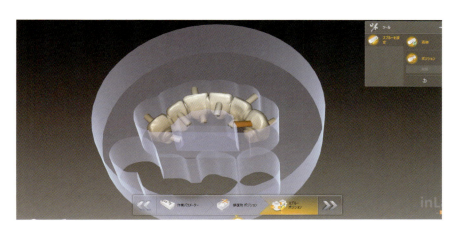

図18 この場合、最遠心部はシンタリングサポートを切り離してシンタリングを行うために問題はないが、シンタリングサポートと最遠心部が連結されている状態でシンタリングを行う場合、ブリッジがシンタリング時に引っ張り合うために不適合の原因になったりクラックが入ったりする可能性があるので注意が必要である。

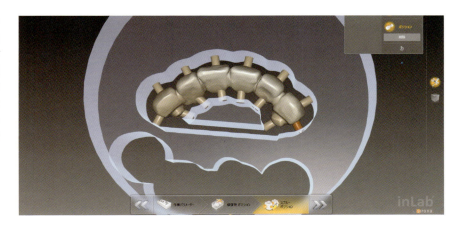

Part 1 - 製作ステップにおける勘どころを知ろう

Chapter 3　形態修整・適合調整の勘どころ

シンタリング前後の形態修正・バイト調整

執筆：峯崎稔久

シンタリング前の形態修正

　ミリング後の半焼結ジルコニアは軟らかく調整がしやすい。また、ミリングのみでは細かい部分の再現に限界がある。そのためサポート痕などはこの段階で調整し、必要があればフィッシャーバーなどで中心溝などの若干の形態修正も行う（図1〜4）。その際、ジルコニアに指で直接触れると皮脂等の付着によりカラーリキッドの浸透が確認しづらくなってしまうため、ラテックスグローブなどを使用している。

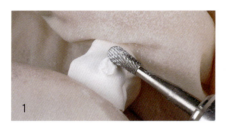
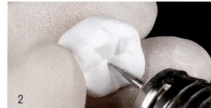

図1　サポート痕は除去しておく。除去には細かいクロスカットバー（約10年前に購入したもので名称不明）を使用している。
図2　中心溝を付与する際にはフィッシャーカーバ（松風）を使用している。

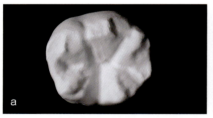
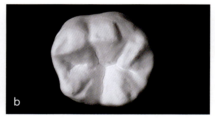

図3a、b　中心溝の修正前(a)と修正後(b)。溝はすべて同じように入れるのではなく、天然歯のように深さや幅を部分的に強調するように入れることで全体のイメージが締まる。

図4　天然歯模型。溝は深さや幅に強弱がある。

シンタリング後のマージン調整

　シンタリング後のジルコニアはマージン部に厚みがあり、ミリング時のバーの痕やサポート痕が残っている。マージン部の調整は基本的には切削力の高いバー（ビトリファイドダイヤ、松風）、ダイヤモンドバー（DFSダイヤモンドバーISO277、DFS、カムネッツ）、ダイヤモンドポリッシャー（EVEダイヤポル、サンデンタル）の順で行っている（図5）。ただし、プレッタ4アンテリアなど高透過性ジルコニアは強度が低いため、プレッタジルコニアなど通常のジルコニアと同じように調整を行うとチッピングしてしまうことがある（図6）。そのため、プレッタ4アンテリアでは切削力の高いバーは使用せず、ダイヤモンドバー（DFSダイヤモンドバーISO277）とダイヤモンドポリッシャー（EVEダイヤポル）のみを使用して調整する。また、インレーなどは細かい調整が必要なため、細いダイヤモンドバー（DFSダイヤモンドバーISO238、DFS、カムネッツ）とダイヤモンドポリッシャー（EVEダイヤポル）のみの調整としている（図7）。その他に、削り出したままの面は凹凸が多くステインが馴染みづらいため、基本的には全面を調整する。

Chapter 3 形態修整・適合調整の勘どころ

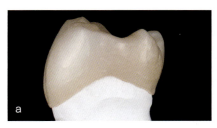
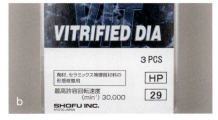
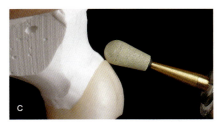
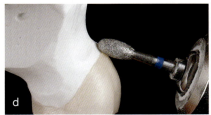
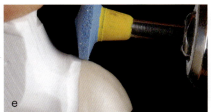
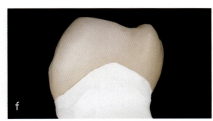

図5a〜f　シンタリング後のジルコニアはマージン部に厚みがあり、ミリング時のバーの痕やサポート痕が残っている（a）。マージン部の調整は基本的には切削力の高いビトリファイドダイヤ（b、c）、DFSダイヤモンドバーISO277（d）、EVEダイヤポル（e）の順で行っている。fは調整終了後。なお同症例についてはChapter 4 浸透系カラーリキッドの勘どころの解説にも用いている。

図6a、b　高透過性ジルコニアは強度が低いため、通常のジルコニアと同じように作業を行うとチッピングやクラックなどが起こるため注意が必要である。

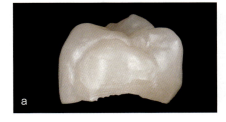
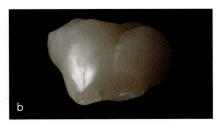

図7a、b　インレーの内斜面の調整には細いダイヤモンドバー（DFSダイヤモンドバーISO238）を使用する。

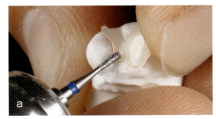
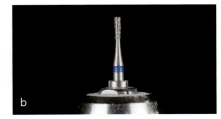

形態修正・バイト調整

　形態修正とバイト調整に使用するダイヤモンドバーは、前歯部と臼歯部外形がDFSダイヤモンドバーISO289（DFS、カムネッツ、図8）、バイト調整はDFSダイヤモンドバーISO277（図9）、臼歯部咬合面がDFSダイヤモンドバーISO238（図10）を使用している。

　最終的にグレージングペーストにて仕上げることを考慮し、前歯部の表面性状は若干強めに入れておく（図8）。また、Chapter 2 スキャン〜CADデザイン〜ミリングの勘どころで述べたように、バイトが高くなっているため、まずはこれをリセットし、さらに調整していく必要がある。その際、コンタクトポイントも隣在歯と空かせておく。筆者は30μmの咬合紙が抵抗なく抜けるまで調整している（図9、10）。

図8a、b　前歯部と臼歯部外形の形態修正にはDFSダイヤモンドバーISO289（b）を使用している。最終的にはグレージングペーストにて仕上げることを考慮し、前歯部の表面性状は若干強めに入れておく。

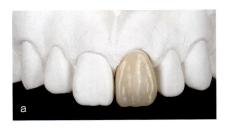
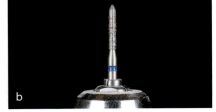

Part 1 - 製作ステップにおける勘どころを知ろう

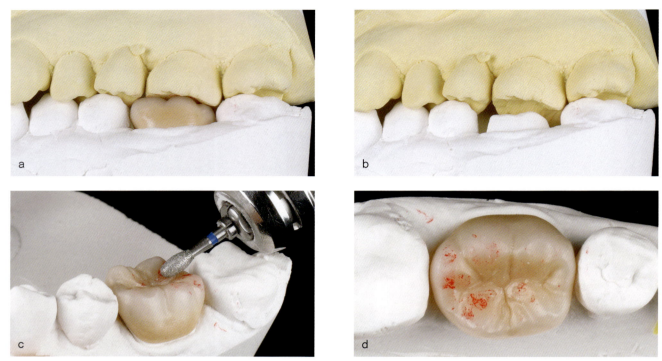

図9 a〜d　バイト調整。CADソフトでのデザイン時に0.2mm空かせた状態でも、周囲の残存歯に浮き上がりは見られない程度であるが、30μmの咬合紙はまったく抜けない状態となっている。筆者はDFSダイヤモンドバーISO277(c)を用いて30μmの咬合紙が抵抗なく抜けるまで調整している。

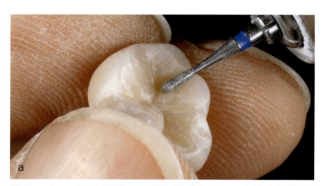
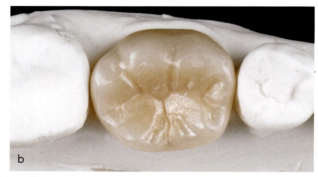

図10a、b　バイト調整で咬頭や溝がなくなった咬合面形態は、細めのダイヤモンドバー（DFSダイヤモンドバーISO238）を使用して再現し直す。

前歯部形態修正のステップ

　シンタリング後の状態は外形までは完成しているが、表面性状の再現はあまりされていないため、細かい表面性状を再度入れ直す必要がある。表面性状は縦（近遠心辺縁隆線と中央隆線の間にあるV字溝と隆線）、横（横走溝）、縦（最初に入れる隆線と副隆線の細かい凹凸）の順に入れていく。また、表面性状の確認にはライトを使用する。光の当てる方向を変えることで見える表面性状が変わってくる。この後にステイン・グレージングペースト等を使用するため、表面性状は強めに入れておく。

Chapter 3 形態修整・適合調整の勘どころ

図11 シンタリング後の状態。
図12 目標歯の表面性状。光の当てる方向を変えることで見える表面性状は変わってくる。

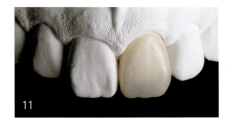
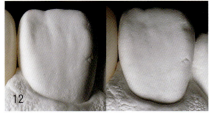

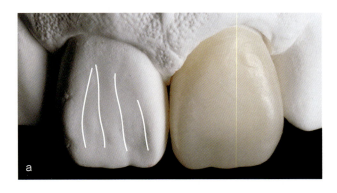
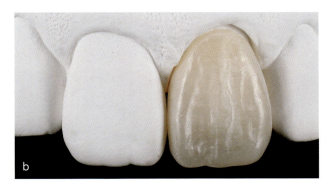
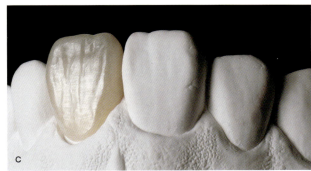

図13a～c DFSダイヤモンドバーISO289を用い、まずは近心・中央・遠心の隆線とV字溝と縦の隆線を入れていく。

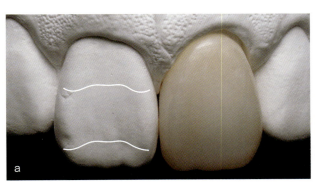
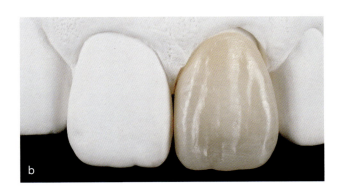
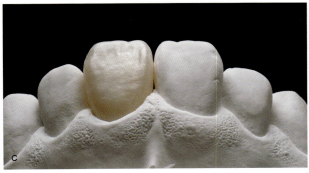
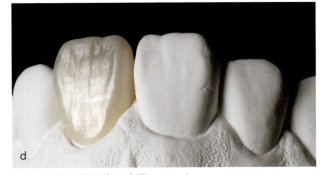

図14a～d 次に横走溝など横の表面性状を入れていく。同時に縦の細かい隆線を部分的に強調していく。

57

Part 1 - 製作ステップにおける勘どころを知ろう

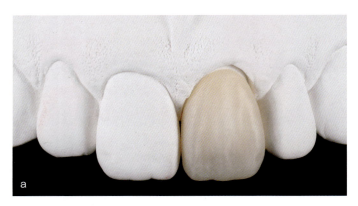
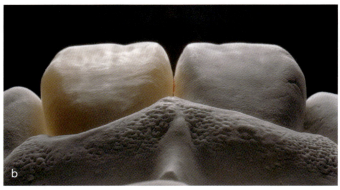

図15a、b　アルミナサンドブラスト処理を行い、形態修正の完成。

連結部の修正

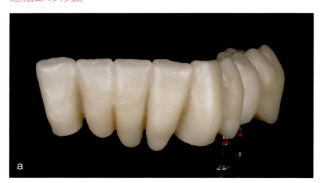
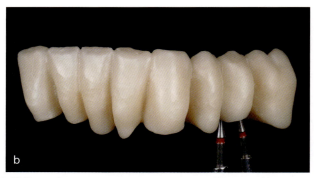

図16a、b　ブリッジの連結部やエンブレジャー部分も削り出された状態では細かく再現されていないため形態修正が必要となる。連結部の修正にはダイヤモンドディスク（ダイアスイスSF914、ダイアスイス、カムネッツ）とレジンディスク（セレック カッティングディスク220Z、セレック）を使用している。

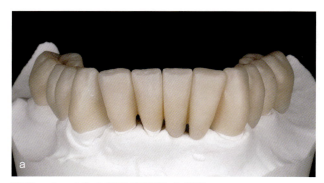
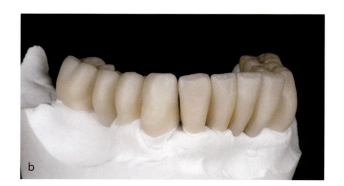

図17a、b　全体の修正が完了した状態。

ハイトランスZRを チップ させない 傷とり・研磨

マージンを守る やわらかさ
ドレッシングの ムダがない
傷とり〜中研磨まで 1本,長持ち 安い！

ドレッシング 不要
ホイール型　薄
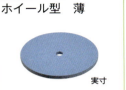
実寸
うすさ 1.1 mm φ20
8枚/¥9,800

スピーディ
ホイール型　厚
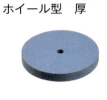
2.6 mm φ20
4枚/¥9,800

オールマイティ
砲弾型
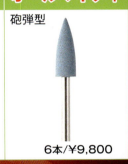
6本/¥9,800

許容回転数：6,000 〜 12,000rpm

30秒 で 傷とり 〜 中研磨
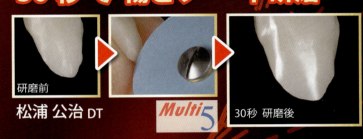
研磨前　松浦 公治 DT　Multi 5　30秒 研磨後

マージン・チップレス ハイトランス ジルシャイン / 茂久田商会

※ホイール用 ジッペラー社「タイトグリップ　マンドレル」は別売

光る 焼結前 ZR ！

やすい
高い ダイヤ入り ポイントの 摩耗・使用が へる！
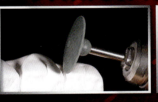
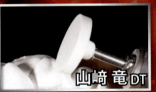
山﨑 竜 DT

はやい・キレイ
焼結後 の研磨が わずか！
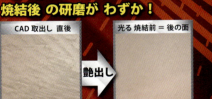
CAD 取出し 直後　艶出し　光る 焼結前 = 後の面

やわらかい
クラック，チッピング 防止！
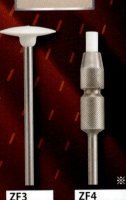
艶出し 〈白〉
傷とり・スプルー除去 〈灰〉

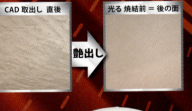

Z1	Z2	Z3	Z4	ZF1	ZF2	ZF3	ZF4	ZW1
1本	1本	1本	10本	1本	1本	1本	10本	1本

実寸　　　　　　　　　　　　　※　　　　　　　　　　　　　　　　　　　　　※

許容回転数：7,000 〜 10,000rpm　　　　　　　　　　　　　　　　　　　※マンドレルは別売：ホリコ ピンポル用 326H030（太）

プレシンター・ジルコン ポリッシャー / 茂久田商会

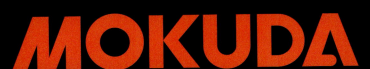

MOKUDA

『売るためでなく、つくりだすため』
www.mokuda.co.jp　TEL (078) 303-8241

Part 1 - 製作ステップにおける勘どころを知ろう

Chapter 4　浸透系カラーリキッドの勘どころ

IPS e.max ZirCAD Colouring Liquids を使用したカラーリング

執筆：岡部和幸

はじめに

臨床においてモノリシックジルコニアが選択されるケースが増えたことで、多くのメーカーからインフィルトレーション用リキッド（浸透系カラーリキッド）が販売されるようになった。インフィルトレーションを行うことで、半焼結時の白色のジルコニアに術者がカスタマイズしたベース色を入れることが可能である。各シェードのジルコニアディスクをそれぞれ揃えようと思うと莫大な在庫を抱えなければならないために、小規模ラボが大半を占める日本の技工業界においてはなかなか難しい。弊社でもホワイトディスクのみを在庫し、すべてのケースでインフィルトレーションを行って対応している。

インフィルトレーション用リキッドは、自分の使用しているジルコニアディスクに対応した各社オリジナルのリキッドを使用するのがベストではあるが、対応しているインフィルトレーション用リキッドがない場合、他社製品を使用する場合もあるかと思う。しかし、種類によってインフィルトレーション用リキッドが浸透しやすいジルコニアディスクとそうでないジルコニアディスク（色が濃く出てしまうものと薄く出てしまうもの）など相性もあるために、事前に確認しておくことをお勧めする。

インフィルトレーションを行ったジルコニアはシンタリングが終わるまで実際に着色された色調を確認できないため、シンタリング後に濃くなってしまっていたり、薄くて再現できていなかったりする場合がある。筆者は目標歯のシェードよりも明るいイメージになるようなインフィルトレーションを心がけ、シンタリング後にステインやレイヤリングで仕上げるようにしている。

今回はIPS e.max ZirCAD Primeに対するインフィルトレーション用リキッドであるIPS e.max ZirCAD Colouring Liquids(Ivoclar Vivadent)の工程を紹介したい。なお、IPS e.max ZirCAD PrimeにはIPSe.max ZirCAD LT用のインフィルトレーション用リキッドが適している。IPS e.max ZirCAD MT用のインフィルトレーション用リキッドもあるが、そちらと混ぜて使用することはできない。MT用リキッドもLT用リキッドもそれぞれA～Dシェード16色とエフェクトシェード5色（図1）が用意されている。注意する点は、半焼結のジルコニアにエアーやブラシをかけて削りカスや切削片をなくすこと。そして必ずグローブを着用することである。素手で作業をしてしまうと手の油分によってジルコニア表面に油がつく。こうなるとリキッドの浸透がしにくく、色むらになる危険性がある。

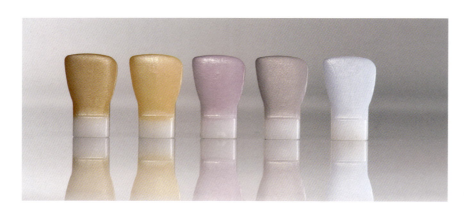

図1　IPS e.max ZirCAD Colouring Liquidsのエフェクトシェード5色。左からブラウン、オレンジ、バイオレット、グレー、ブルー（画像提供：Ivoclar Vivadent）。

Chapter 4 浸透系カラーリキッドの勘どころ

図2 inLab SW(デンツプライシロナ)を使用してデザインを開始する。情報を登録。
図3 デザインが完了した状態。

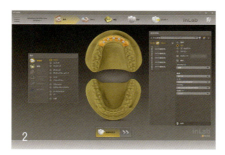
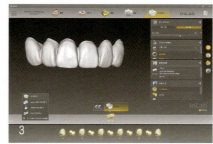

図4 削り終わったブリッジに表面処理を行い、削りカスや切削片が残らないようにブラシやエアーで完全に吹き飛ばし綺麗な状態にする。
図5 使用するLT A2リキッドとインジケーター(着色液)のレッド。インジケーターをリキッドに混ぜることで、塗布した箇所が分かるようになる。

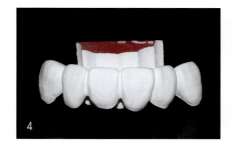
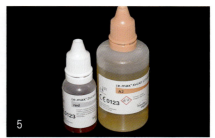

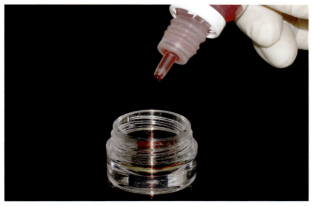
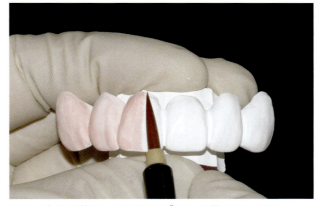

図6 LT A2リキッド25滴に対してインジケーターレッドを1滴混ぜ合わせる。リキッドを混和する際、金属製の容器を使用するとリキッドが汚染されて色調再現が正確にいかない場合があるので金属製の容器の使用は絶対に避けるべきである。インジケーターの色調に長時間の安定性がないため、混和したリキッドは蓋を閉めた容器で保管し、4時間以内に使用する。

図7 金属を使用していないブラシを用いる。IPS e.max ZirCADリキッドブラシNo.3を使用し、デンティン色をマージン部から切縁にかけて一層塗布していく。Ivoclar Vivadentのマニュアルにはマメロン構造をイメージした箇所以外に2回目を塗布するとあるが、色調が濃くなると後戻りが非常に難しいために筆者は1回塗りで行っている。また、ブラシが太すぎるとリキッドが水分を含みすぎてしまうために半焼結ジルコニアへの浸透が多くなり、目標シェードよりも濃くなってしまうリスクがあるために、No.3くらいのサイズのブラシをお勧めする。ディッピング方式も簡単ではあるが、浸透が多くなり同様の問題が生じやすい。

図8 唇側全体にデンティン色を塗布する。ブラシの水分量が常に一定量の状態でインフィルトレーションすることが望ましい。
図9 唇側部と同様に、No.3ブラシを使用して舌側部へデンティン色を1回塗布。シンタリングサポートとの連結部にはリキッドがしっかり入り込むように数回塗布する。

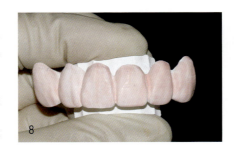
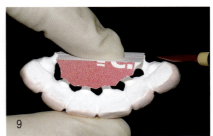

61

Part 1 - 製作ステップにおける勘どころを知ろう

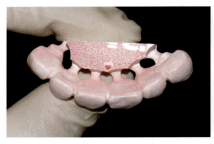
図10　全体にデンティン色が塗布された状態。切縁側から見た状態。

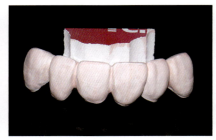
図11　唇側から見た状態。

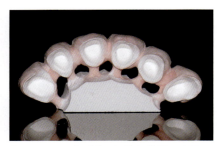
図12　マージン側から見た状態。内面にもデンティン色を1回塗布する。

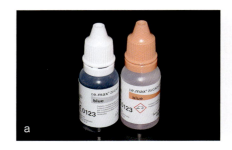

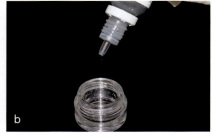

図13a、b　エフェクトシェードブルーの塗布。デンティン色同様に25対1の割合でリキッドを用意する。以降のエフェクトシェードでも同様である。

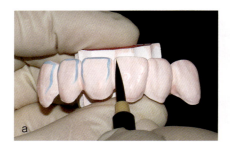

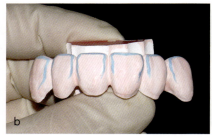

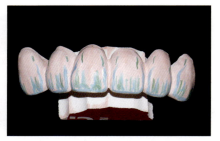
図15　ブルーエフェクトと同様な割合でグレーエフェクトを塗布する。

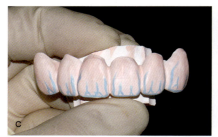

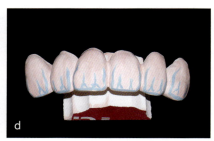

図14a〜d　ケースバイケースで塗布の仕方は変えているが、今回は目標歯がないためにベーシックなインフィルトレーションを行った。切縁部と近遠心隅角部、唇側にブルーエフェクトを1回塗布する。デンティン色の上から1回塗布した状態であるため、顕著なブルーは現れない。エフェクト色を弱くするために専用の希釈液で薄めて使用することもある。

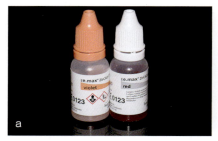

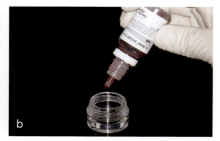

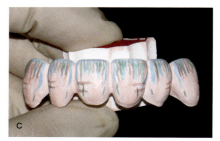

図16a〜c　エフェクトシェードのバイオレットで日本人の色調に合うとされている赤みのあるカラーをインフィルトレーションする。

Chapter 4 浸透系カラーリキッドの勘どころ

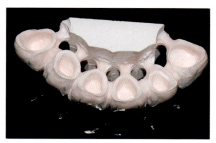

図17 内面からの写真。

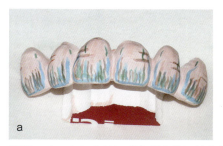
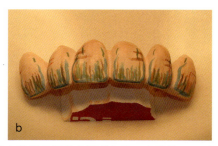

図18a、b シンタリングを行う前には十分な乾燥を行う必要があり、赤外線ランプまたは乾燥機などを使用する。乾燥時間は乾燥温度や修復物の大きさによって異なるが、おおよその目安は以下になる。
・乾燥温度70℃
　　単冠：15分以上
　　2～4本：40分以上
　　5本以上：50分以上
・乾燥温度140℃以下
　　単冠：5～10分
　　2～4本：25分以上
　　5本以上：25分以上
※140℃以上での乾燥は、修復物に不具合が生じる可能性があるため温度管理に注意する必要がある。

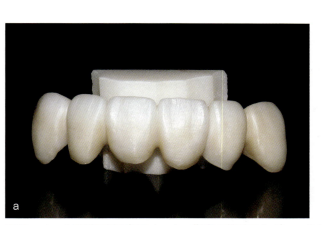
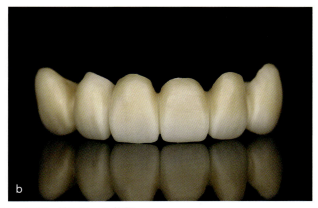

図19a、b 1,500℃の温度でメーカー指定の焼成スケジュールにてシンタリングを行った状態。

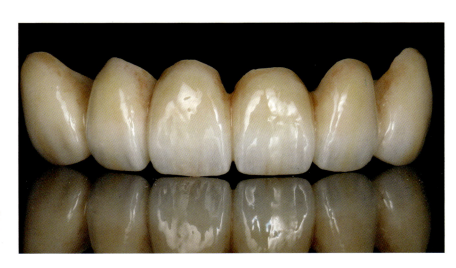

図20 エクスターナルステインを行って完成したIPS e.max ZirCAD Primeモノリシックブリッジ。

63

Part 1 - 製作ステップにおける勘どころを知ろう

Chapter 4　浸透系カラーリキッドの勘どころ

浸透系カラーリキッドの補助的な使用法

執筆：熊木康雄／枝川智之

はじめに

現在ではジルコニア用の浸透系カラーリキッドが各社から発売されており、内面から着色できるようになることでジルコニアの臨床での可能性を大きく広げてくれた。メーカーによって乾燥などの作業工程の違いはあるが、浸透系カラーリキッドの種類は豊富で、また濃度やジルコニアディスクの種類と厚みによって色調は変化する。組み合わせによってどのような色になるかはシンタリング後でしか分からないため、カラーサンプルを作り、どのような発色をするのかを事前に確認することをお勧めする（図1）。

弊社ではディッピング法や筆塗り法を多用していた時期もあったが、携わる社員が複数いることから、浸透系カラーリキッドでは結果にばらつきがあり、ミリングし直しなどになってしまったことがあった。そのため、現在は基本的にベース色を付与するためのディッピングや筆塗りは行わず、ジルコニアディスクの色調をベースに考えて対応している。ただ、ディッピングや筆塗り法が決して悪いわけではない。少数のディスクでベース色から色調をコントロールして変化させる方法は、作業と加工機の効率化、在庫管理のしやすさ、コスト削減にも繋がり、良い方法だと思う。

ジルコニアディスクでベース色を選択する利点としては、経験の浅い歯科技工士でもディスクの基本色を上手く利用することにより、エクスターナルステインをスタートする際の色を基準化できることである。そうすることでその後のエクスターナルステインの手法も社内で統一しやすくなる。弊社では、浸透系カラーリキッドは基本的な使用基準を設け、エクスターナルステインを行う際の補助的な役割として使用している。本稿ではその運用法を紹介していきたいと思う。

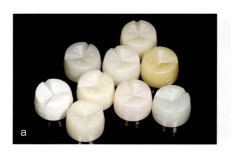 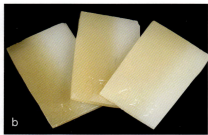

図1a、b　浸透系カラーリキッドの発色はジルコニアディスクの種類と厚みによって変化するため、カラーサンプルを作って発色を確認した方が良い。

浸透系カラーリキッド使用例：キャラクター付与

現在、ベースとなる色調はディスクで選択しているため、小窩裂溝部の内面と咬合面の溝部分にLuxenジルコニアカラーリキッド（ジオメディ）のCervical Aを、エナメル層になる部分にEnamel 3の浸透系カラーリキッドを筆塗りしている（図2）。

この程度でも溝の部分の内面からの発色がある。この先はエクスターナルステインを行うが、その際に浸透系カラーリキッドが生きてくる。また、塗布量が少ないことからメーカーから推奨されている乾燥を行わなくても臨床では問題なく使用できている。

Chapter 4 浸透系カラーリキッドの勘どころ

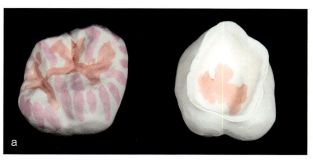
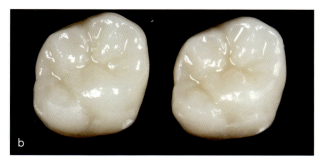

図2a、b　小窩裂溝部の内面と咬合面の溝部分にLuxenジルコニアカラーリキッド（ジオメディ）のCervical Aを、エナメル層になる部分にEnamel 3を筆塗りしている。

浸透系カラーリキッド使用例：オペーク

Chapter1 ディスク選択の勘どころで少し述べたが、製作するクラウンの支台歯色は決して良い状態ばかりではなく、逆に再治療などのケースが多い。その場合の支台歯は、変色やメタルのままのケースが多数を占めているのではないであろうか。そのようなケースの場合、内面にLuxenジルコニアカラーリキッドのホワイトオペークを塗布している（図3）。図4～10では、オペークリキッドの影響について少し検証してみた。

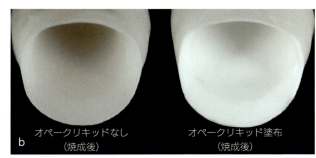

図3a、b　支台歯の色調の影響を受けないように、内面にLuxenジルコニアカラーリキッドのホワイトオペークを塗布している。

＜検証：オペークリキッドの影響＞

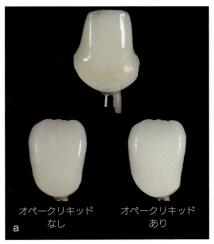
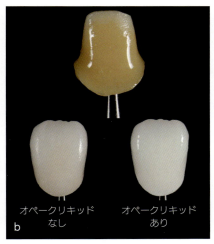
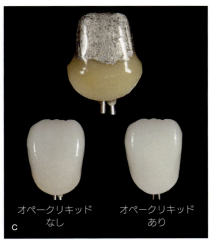

図4a～c　ワックスで支台歯を作り、高透光性PSZジルコニアクラウンに対するLuxenジルコニアカラーリキッドのホワイトオペークのマスキング効果を検証した。すべてのサンプルに松風ZRルーセントFAパールホワイトを使用している。
　支台歯の状態によってマスキングなしのサンプルは明度低下や色調変化など大きな変化が起こってしまった。それに対してマスキングを行った場合は変化が少ないことが分かる。これにより色調の再現性が良くなり、目標とする色に合わせやすくなると思う。

Part 1 - 製作ステップにおける勘どころを知ろう

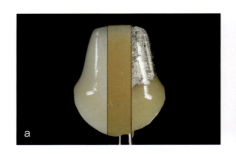
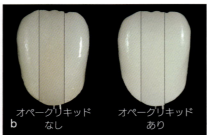

図5a、b オペークリキッドを塗布していないものは、支台歯の影響によって色の変化量が大きい。オペークリキッドを塗布することによって色の変化量が小さくなる。

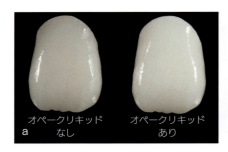
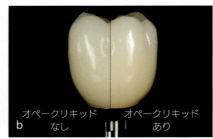

図6a、b 内面に塗布することにより、光の透過を遮蔽することで明度が上がる。高透光性PSZジルコニアは透光性が高い分、明度低下を起こしやすいのでマスキングによる明度調整にも適している。インプラントのケースでも金属色を遮蔽してくれるため、明度が下がらずに明るく見える。

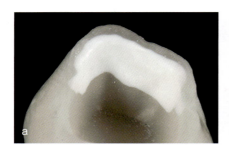
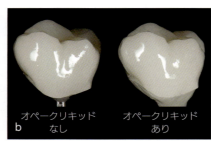

図7a、b ホワイトオペークの使用は下地の遮蔽が目的だが、先ほど述べたように内面に塗ると明度が上がる。高透光性PSZジルコニアの歯頸部付近に塗ると歯頸部周辺だけを明るくすることができるので、天然歯に似たコントラストを与えることができる。これによりクラウンに明度の変化も与えることができるので自然な仕上がりになる。

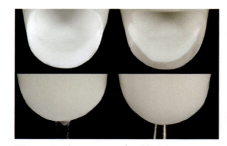

図8 ただし、マージン付近をマスキングする際は、先端ギリギリまで塗布してしまうと唇側から見たときにマージンの先端がメタルセラミックスのようにオペーキーに白浮きしてしまう。ジルコニアの優位性を得るには、マージン先端0.5mm位は塗らない方が口腔内での馴染みが良いであろう。

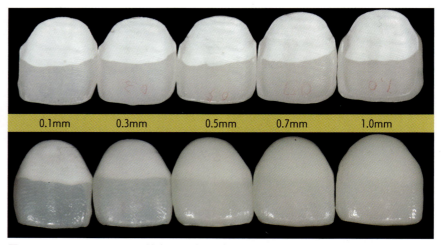

図9 オペークリキッドを塗布する際、ジルコニアの厚みが薄いと塗布したところが透けて見えてしまう。0.1mmから1.0mmの厚さにラミネート加工した松風ZRルーセントFA パールホワイトの試験体に、半分はホワイトオペークを塗布し、塗布したところとしていないところの境やオペークの透過具合を確認してみた。

　クリアランスによってはホワイトオペークの影響が強く出てしまうので、臨床ではジルコニアの厚みが薄そうなケースは厚みを確認して塗布することが望ましい。

　また、Chapter1 ディスク選択の勘どころでも紹介した松風ディスクZRルーセント スープラ（3Y-5Y）を使用することで、高透光性PSZジルコニアよりもオペークの透過具合は抑えられやすいと考えている。

Chapter 4　浸透系カラーリキッドの勘どころ

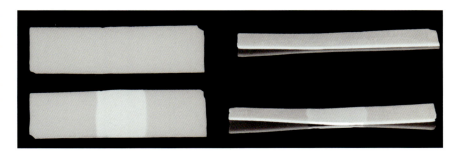

図10　モノシリッククラウンでは厚みがあるのでさほど影響はないと思うが、薄いジルコニアにオペークリキッドを塗布すると、オペークリキッドの影響でジルコニアが変形を起こすので使用の際は注意が必要である。図は0.3mmのジルコニアの板にオペークリキッドを塗布してシンタリングを行ったもの。塗布した試験片(下)は反り返り、大きく変形している。

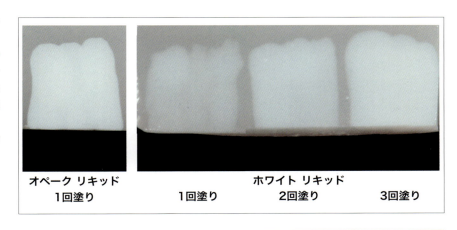

図11　Luxenジルコニアカラーリキッドには金属色遮蔽用のホワイトオペークリキッド以外に、本来は白帯などに使用するホワイトリキッドがある。ホワイトオペークは希釈できないので変色支台歯の状態によってはオペークの影響が強く出てしまう。そのような時などにホワイトリキッドを重ね塗りすることで遮蔽度合いをコントロールできる。

自分の環境に合わせた使用方法を

　実際使用してみると、各メーカーともにベースシェードのカラーリキッドが黄色い印象を受けた。浸透系カラーリキッドで目標シェードに近づけ過ぎると補正が難しくなるので1シェードは薄めになるよう塗布した方が良いだろう。こういった要素もあることから、色調のコントロールを覚えるまでにある程度の経験が必要だという印象をもっている。

　浸透系カラーリキッドによりベースから変化させるか、既製のジルコニアディスクでベースを合わせてしまうのかなど、使用者の環境によって使用法はさまざまであると思う。弊社もその時によって浸透系カラーリキッドの使用基準は変化していくと思う。そのため、浸透系カラーリキッドを使用する際は事前に使用範囲を決めることが望ましいと思う。

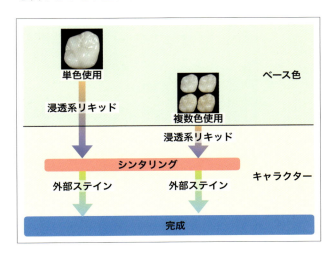

図12　自分の環境に合わせた使用方法を。

参考文献
1．伴清治，北原信也，植松厚夫．CAD/CAMマテリアルの再検証②．補綴臨床 2018；51(2)：169-181

Part 1 - 製作ステップにおける勘どころを知ろう

Chapter 4　浸透系カラーリキッドの勘どころ

Zirkonzahnカラーリングリキッドを使用する際のポイント

執筆：峯崎稔久

はじめに

　Zirkonzahnのジルコニアはアナトミックカラード以外（注：プレッタ4アンテリア ディスパーシブも必要に応じてインサイザル色を使用する〔Chapter1 ディスク選択の勘どころ参照〕）、すべてカラーリキッドにて着色を行う。カラーリキッドの利点としては、シェードガイドに近い基本的なシェードはもちろん、シェードガイドにはないような複雑な色調に対しても、ある程度のキャラクタライズがシンタリング前にできるという点である。カラーリキッドを使用しないディスクを使用する場合、目標歯のどの部分を基準にディスクを選択するのかということになるが、カラーリキッドを使用すればそのような問題は起こらない。また、目標歯がテトラサイクリンのように複雑な色になるとステインだけでは対応が難しくなるが、カラーリキッドで大まかな色を先に付与することで、その後のステインを最小限にすることが可能となる。そのためカラーリキッドを使用する上でのポイントは、目標歯に対してどこまでをカラーリキッドで再現しておくかということである。

　カラーリキッドはそれぞれのディスクに対して専用の製品が用意されているため、使用時には注意が必要である。

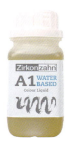

図1　ウォーターベース。ジルコニアブランクトランスルーセントに使用。種類はデンティン色のみで16種類（A1、A2、A3、A3.5、A4、B1、B2、B3、B4、C1、C2、C3、C4、D2、D3、D4）。

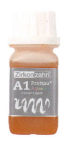

図2　プレッタアクアレル。プレッタジルコニアに使用。種類はデンティン色16種類（A1、A2、A3、A3.5、A4、B1、B2、B3、B4、C1、C2、C3、C4、D2、D3、D4）とインサイザル色12種類（Orange 1、Brown 2、Blue、Gray、Violet、Cervical A、B、C、D、Tissue A、B、C）。

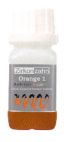

図3　プレッタ4アンテリアアクアレル。プレッタ4アンテリア、プレッタ4アンテリア ディスパーシブに使用。種類はデンティン色16種類（A1、A2、A3、A3.5、A4、B1、B2、B3、B4、C1、C2、C3、C4、D2、D3、D4）とインサイザル色5種類（Orange 1、Brown 2、Blue、Gray、Violet）。

Chapter 4 浸透系カラーリキッドの勘どころ

　カラーリキッドは筆にリキッドを染み込ませ、ジルコニアに塗布して浸透させていく。塗布する回数で濃さを調節可能である。また、同じように浸透させても色によって発色の強さが違う。筆者はカラーリキッドの浸透回数を変更したカラーサンプルを各色で製作し、それを基準として着色を行っている。図4はサンプルタブを3分割し、左から1回、3回、5回浸透させたもので、色の濃さの違いを確認できる。

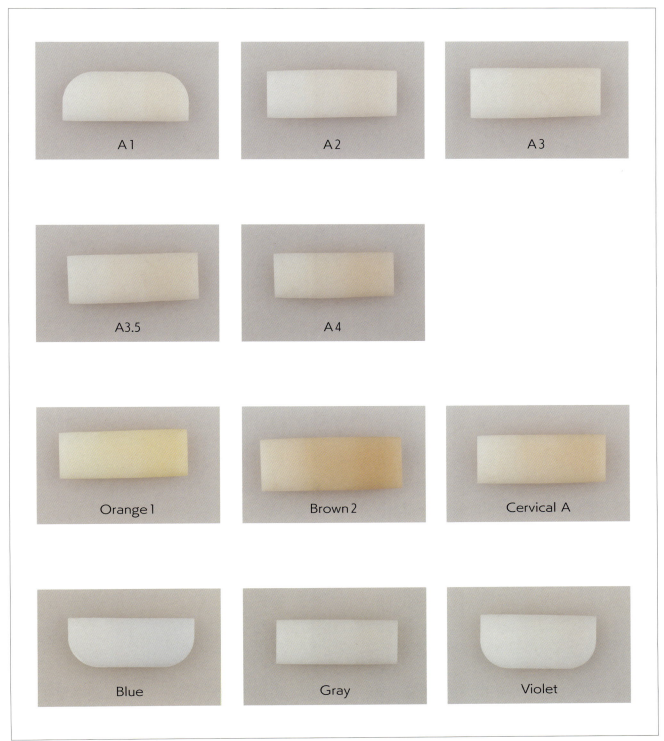

図4　プレッタアクアレルのカラーサンプル（タブを3分割し、左から1回、3回、5回塗布してシンタリングした状態）。

69

Part 1 - 製作ステップにおける勘どころを知ろう

カラーリキッドを使用した臨床でのステップ

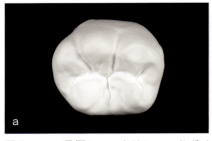
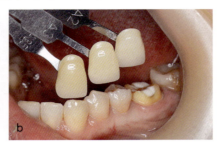
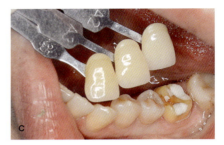

図5a〜c　目標シェードはシェードガイドにない。なお本症例は、Chapter 3 形態修整・適合調整の勘どころの図5と同一ケースである。

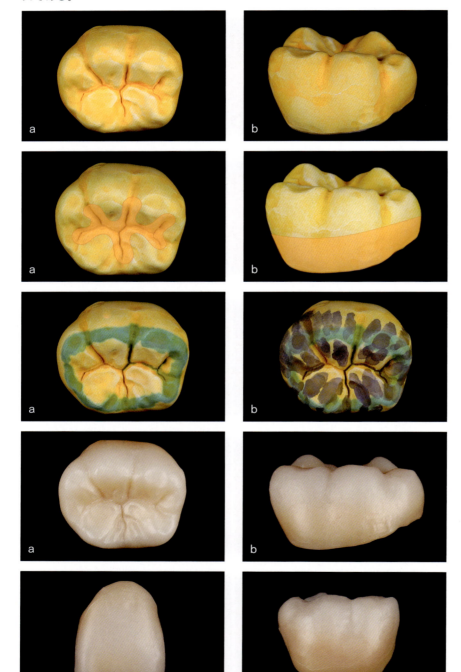

図6a、b　デンティン色（今回はA2を使用。歯頸部で2回、咬合面で1回）。

図7a、b　サービカル色（歯頸部に1回、咬合面中心溝周辺に1回）。通常、サービカル色は咬合面のみに使用するが、この症例はシェードガイドより赤みが強いため、歯頸部にも使用した。

図8a、b　インサイザル色（咬合縁にブルーを1回、咬合面1/3にバイオレットを中心から放射線状に2回）を塗布。バイオレットやブルーなどの透明感を表現するための色は、単色では色の濃さが確認しづらい。そのためデンティン色を浸透させてから重ねて使用することで違いが確認できるようになる。

図9a、b　シンタリング後。サービカル色を歯頸部に使用したことで、目標歯に見られる赤みの表現がステイン前の状態で付与されている。

図10a、b　別ケースのシンタリング後の状態の例。

その他の注意点

カラーリキッドを使用することでステインだけでは難しい、もしくは数回にわたって付与しなければならないような色も、比較的容易に再現可能である。ただし、浸透させ過ぎてしまうとミリングからやり直しとなってしまうため、目標よりも少し弱め（白め）にしておき、ステインで調整を行うイメージのほうが良い。

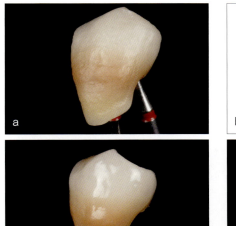
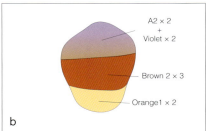
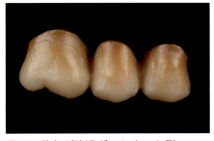

図12　着色が強過ぎてしまった例。

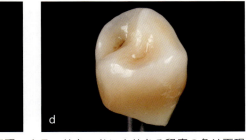

図11a〜d　テトラサイクリン歯の表現。カラーリキッドによりある程度の色は再現されている。そのためステインは少量で終わることが可能となる（1回のステインのみで完成）。

図13a、b　支台歯のディスカラレーションには不透明になるオペークリキッドを内面にのみ使用し、遮蔽するようにしている。このリキッドは多量に浸透させ過ぎると表面まで出てきてしまうために注意が必要である。リキッドを浸透させたエリアは白くなるため、一度ベース色を浸透させ、その後にオペークリキッドを使用することで浸透させたエリアが確認しやすい。

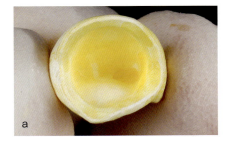
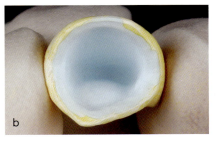

図14a、b　オペークリキッドには、Luxenジルコニアカラーリキッド（ジオメディ）のホワイトオペークを使用している。浸透させる量が多くなると表面から確認できるぐらいになってしまうため、注意が必要となる（bの歯冠中央部内面に塗布している）。

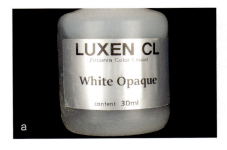
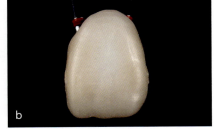

図15　ロングスパンブリッジなどの場合、舌側に変形防止用のスタビライザーを付与することが多い。その場合、補綴物のみにカラーリキッドを浸透させるとシンタリング後にサポート痕がスポット的に残ってしまう。そのため、サポート部分とスタビライザーまで確実に浸透させる。

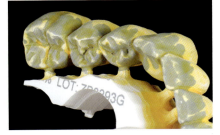

Part 1 - 製作ステップにおける勘どころを知ろう

Chapter 5　エクスターナルステインの勘どころ

山本リキッドを用いたエクスターナルステイン

執筆：枝川智之

はじめに

　今回筆者が使用しているステインおよびグレージングパウダーは新しく発売された松風のヴィンテージ アート ユニバーサルである。本製品はインターナル／エクスターナルの両方で使用でき、ニケイ酸リチウムやジルコニアを含むさまざまな歯科セラミックス材料に幅広く使用できるステイン材で、山本リキッドが新規練和液としてラインナップされている（図1、2）。この山本リキッドは、ステイン材の基材ガラスと屈折率が同じ設計の液材で、技工作業時に仕上がりの色調をイメージできる。今回は、新規練和液「山本リキッド」を使用したステイニングを解説していく。

注）山本リキッド・テクニックは、1980年代に山本 眞先生（M. YAMAMOTO CERAMIST'S INC.）が考案した技法である。陶材に使用されているガラスの屈折率に適した液「山本リキッド」を使用することで、築盛段階で焼成後の色調を確認することが可能となっている。

- 1984年4月 第3回IQS（インターナショナル・クインテッセンス・シンポジウム）にて講演発表
- QDT 1985年1月号にて論文発表

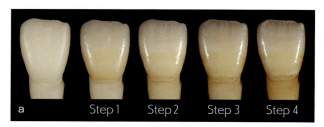
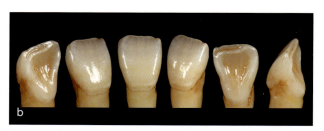

図1a、b　松風ルーセントFAを使用して、4回の焼成回数で仕上げたサンプル。臨床において焼成回数は効率化を図る上で大切な要素と考え、3～4回の焼成回数で終わるように工程を考えた。焼成回数を抑えながらもレイヤリングのような深みがあり、ステインを用いた時の不自然さがない色調表現方法を説明したい。

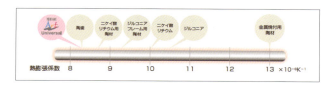

図2　さまざまなセラミックス材料（ジルコニア、ニケイ酸リチウム、メタルセラミッククラウン等）に適用可能（画像提供：松風）。

Step 1　ステイン

　Chapter 1 ディスク選択の勘どころで述べたように、光透過性を有するディスクを選択した上で目標とするシェードにある程度近づけておくことが重要になる。図3のようにジルコニアにある程度色調が付いていることで、1回のステイン塗布にもかかわらず色調に大きな違いが生じることが確認できる。

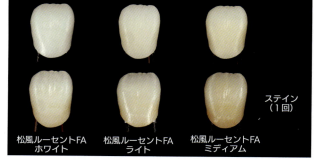

図3　光透過性を有するディスクを選択した上で目標とするシェードにある程度近づけておくことで、1回のステイン塗布でも色調に大きな違いが生じる。

Chapter 5　エクスターナルステインの勘どころ

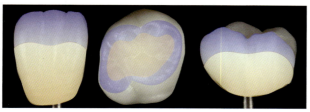

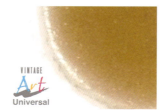 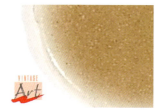

図4　歯冠中央から歯頸部にかけてはシェード濃度を重視したステインを塗布するが、切縁部付近は光の反射を抑える青系のステインを使用する。この段階で青系のステインの塗布量を多くしてしまうと、切縁付近の色調再現が不自然になってしまうので注意が必要である。ベースとなる配色をステインのムラが出ない程度に塗布する。

図5　ヴィンテージアートユニバーサルはヴィンテージアートに比べて顔料粒子が細かいにもかかわらず発色が良い。また、パウダータイプであるため粉液比を変えることで、術者がペーストの粘度を自由に調整できる。そのもっとも大きなメリットは、従来の陶材用ステインでは難しかった立体的なステイニングが可能になることである。

Step 2　深みの表現

Step1でベースとなる色調を付与した後、Step2ではキャラクターを少しずつ付与していく（図6）。切縁部の色調表現は、ブルーや反射の高いマメロン色など繊細な作業となるため、ステイン塗布時に焼成後の色調が確認できる山本リキッドが必要となる（図7、8）。

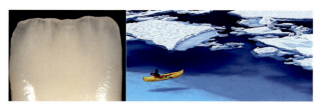

図6　キャラクターを与える前に、切縁付近はイメージ図（右）のような薄い層で深みを与える。レイヤリング法の内部構造（左）でも考え方は同じだが、マメロンの表現はブルー系のエナメルの上に不透明なマメロンを対比させることで効果的に表現できる。この考えと同様に切縁部にはブルー系のステインとグレージングパウダー（以下、GP）を混ぜて使用すると、より深みが増して立体的な表現が可能となる。

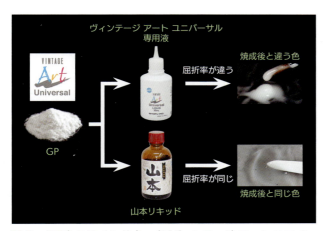

図7　GPをステインリキッド（ヴィンテージ アート ユニバーサル専用液）や山本リキッドで練和すると、山本リキッドの方は焼成後と同じ透明となる。一方、ステインリキッドの場合は屈折率が異なることから白く見える。山本リキッドは陶材に使われているガラスの屈折率を合わせることにより、焼成前に焼成後の本来の色が確認できる。

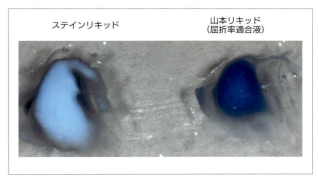

図8　切縁部の表現ではブルー系の色付けが重要になることから、ここで山本リキッドが必要となる。ステインリキッドを使用した水色に見えるステインを塗布すると、焼成後は色が濃くなることが理解できる。

＜ステインを配合したGPを塗布した場合の色調の変化と深みの検証＞

図9　図はステインを配合したGPを山本リキッドで練和して、ジルコニアクラウンに1回塗布し焼成したもの。色調の変化と深みが出ていることが確認できる。

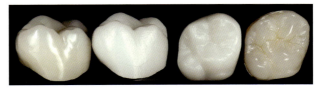

Part 1 - 製作ステップにおける勘どころを知ろう

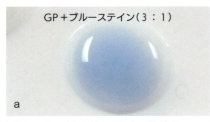
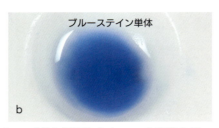

図10a、b　筆者はステイン単体と、ステインにGPを混和したものの2種類を使い分けている。図は両方ともに山本リキッドで練和している。本来、ステインは淡い色調再現が難しいが、GPを追加して薄めることで発色を抑えた色調表現も可能となる。ステインを練和液のみで薄めるのとは異なり、GPとステインを混ぜることでGPのガラス粒子が介在することによってムラにならず均一に塗布でき、特に切縁付近は綺麗で深みのある仕上がりになる。

図11　用途によって混ぜるステインの色と配合比を変える。

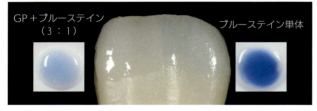
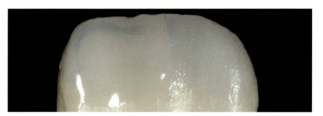

図12　左はGP＋ブルーステイン。右はブルーステイン単体を塗布した状態。左はほのかな青みで深みがあるが、右のステインを単体で塗布した方は不自然さを感じる。切縁付近にほのかな青みがあることで、エナメルのような深みが感じられる。

図13　図12の左側の切縁の少し下にブルーステインを少量横に塗布した。ブルーステインを少量塗布することで、ジルコニアの反射がインサイザルヘイローやマメロンのように見える。最小限のブルーステインで、絶大な対比効果が得られていることが確認できる。ステイン単体の量を減らすことで、ステインを塗布した時の違和感を軽減できる。

＜山本リキッドの操作性＞

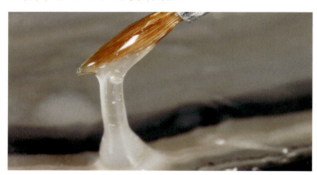
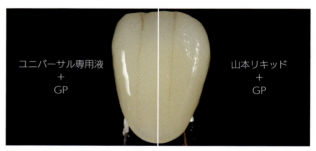

図14　GPにユニバーサル専用液と山本リキッドで練ったものを塗布。その上に細いエバンスを用いてダークブラウンステインのヘアーラインを引いて観察してみる。

図15　左：ユニバーサル専用液＋GP。流動性があるのでステインが滲みやすい。また、時間とともに動いてしまう。
右：山本リキッド＋GP。粘性が高いので、ステインが滲まずにシャープに描ける。時間が経っても変化は少ない。

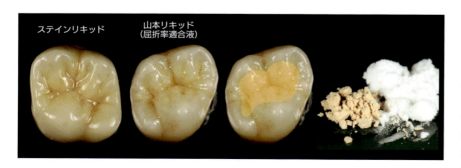

図16　GP＋ステインリキッドは溝に溜まってしまう傾向にあるが、GP＋山本リキッドは溝に溜まりにくく、ステインも細く描ける。粘度は使用目的によってGPと山本リキッドの比率を変えることでコントロールしやすくなる。特に咬合面は垂れて欲しくない箇所であるため、硬めになるように比率を調整している。咬合面の淡く深みのあるエリアには、OBr（オレンジブラウン）とGPを混ぜて塗布している。

Chapter 5 エクスターナルステインの勘どころ

Step3　対比を使ったコントラスト

Step3では、特に切縁部や咬頭に対比を用いてコントラストを付けていく。

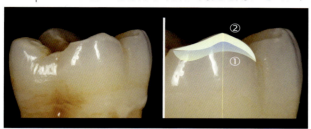

図17　臼歯部の咬頭付近は、①GPにブルーのステインをStep2と同じように塗布後、②GPにステインのバナナとMiv（マメロンアイボリー）を混ぜたペーストを塗布する。こうすることで対比ができて、①の透明感から②の少し不透明な色にかけて自然なグラデーションが表現できる。

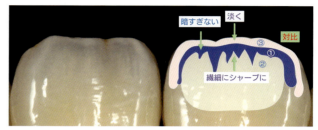

図18　前歯部のマメロンの表現は、①を塗布後に②ステインのMiv（マメロンアイボリー）またはMP（マメロンピンク）を用いてシャープに表現する。③のインサイザルヘイローは臼歯の咬頭付近と同じくGPにステインのバナナとMivを混ぜたものを塗布することで表現できる。近遠心隆線の表現も同様に行う。

Step4　最終キャラクターの表現

山本リキッドを混和したGPを全体に薄く塗布した後に最終的なキャラクターを付与する。Step3の作業で、切縁部や隆線に付与した淡い色調の隅角や稜線部にステイン単体で最終的なコントラストを付与していく。歯牙形態の窪んでいる部分には濃度の高いステインを塗布する。

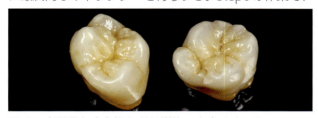

図19　咬頭頂や咬合縁などは馴染みを良くするためバナナにMP（マメロンピンク）を混ぜたステインを塗布する。

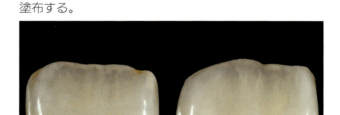

図20　粘性が高く垂れにくいことは前歯部でも有効であり、Step4の最終段階でマメロンの細かい表現を行う。また、隅角や稜線、白帯の表現も最終的に表現する。

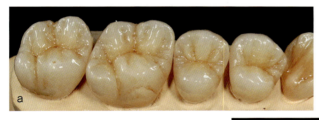

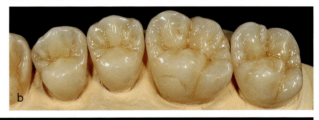

図21a〜c　サンプルの完成。Stepごとに作業手順に沿って進めることが重要と考える。全体的な色調などは前半に行い、細かなキャラクターは後半に行うことで、深みとコントラストが表現され自然な仕上がりとなる。

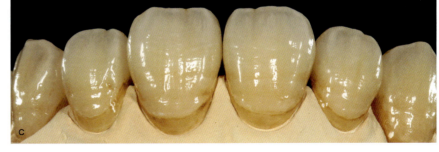

参考文献

1. 山本眞．山本リキッド・テクニック—陶材の築盛過程で焼成後の色が見える新材料について—．QDT 1985；10(1)；31-42.
2. 河原英介（監），森尚美（著）．わかる！色彩検定3級ポイントレッスン．東京：新星出版社，2005.
3. 江馬一弘（監）．Newton別冊　光とは何か？「光は電磁波」を実感身近な現象から最先端研究までみるみる理解できる．東京：ニュートンプレス，2007.

Part 1 - 製作ステップにおける勘どころを知ろう

Chapter 5　エクスターナルステインの勘どころ

ラスターペーストとスペクトラムステインを用いたエクスターナルステイン

執筆：鬼頭寛之

ベース色の考え方

モノリシックジルコニアにおける色調構成要素は、

- ジルコニアの素材の色調
- 浸透系カラーリキッドの色調
- ステイン材の色調

の3つで構成される。立体的かつ色調に深みを与えやすいことからもっとも色調再現性に優れたポーセレンはここに含まれない。よって、モノリシックジルコニアにおいてキーとなるのは、平面的なアプローチでいかに色調に深みを出すかであると考える。

明度・彩度・色相のコントロール

ベース色の色調について、PFZとモノリシックジルコニアのそれぞれの考え方をまとめる。

明度のコントロール

PFZの場合：高い→低い

多くの場合はポーセレンで色調を再現するため、目標シェードより明度の高いジルコニアを選択し、ポーセレンやステイン材を使用して明度を下げていくアプローチとなる。

モノリシックジルコニアの場合：高い→低い

モノリシックジルコニアではジルコニアの色調がベース色の色調に大きく影響する。こちらもPFZと同様にステイン材にて明度を下げるアプローチとなる。

彩度のコントロール

PFZの場合：低い→高い

筆者の場合、ポーセレン焼成後は彩度が低く、ステイン材にて彩度を上げていくアプローチとなる。

モノリシックジルコニアの場合：低い→高い

現在筆者は浸透系カラーリキッドによる色調の付与は行っていないため、ベース色が付与されたジルコニアディスクを選択し、そこにステイン材にてさらに彩度を加えていくアプローチとなる。

色相

PFZ、モノリシックジルコニア共通で、目標シェードと同様の色相を選択する。

基本的には上記のようなアプローチ方法で考えている。しかしすべてのケースで当てはまるわけではない。異なるアプローチについては、Part 2 Chapter 3 前歯部クラウン製作の勘どころで紹介したい。

ジルコニアの選択

以上の考えでステイニングを行っていくわけだが、ステイニングについて解説する前に、その前提となるモノリシックジルコニア症例における筆者のジルコニアディスク選択についても触れてみたい。

使用しているのはTANAKA Enamel ZR Multi 5（ATDジャパン，日本歯科商社）で、艶の影響も考えられるがVITAクラシカルシェードと比較すると多少明度が高いと考えている。そのため筆者はVITAクラシカルシェード基本色の16シェードの色調を再現する際は、目標シェードの色調と同じジルコニアディスクを選択している。

また、半焼結の状態から完全焼結する際のシンタリングの温度をメーカー指定の焼成温度より高温にすることによって透明にさせる方法もあるものの、本来ジルコニアがもつ強度が十分に発揮されるかは不明瞭なため、現段階ではメーカー指定の焼成温度にてシンタリングしており、その状態を基本色調としている。

Chapter 5 エクスターナルステインの勘どころ

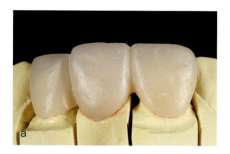
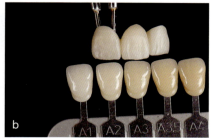

図1a、b　メーカー指定の焼成温度より高温にして焼成した状態。歯頚部から切縁部方向へ透明層が増加しているのが確認できる。

使用しているステインの特徴

筆者はステイン材として、イニシャルIQラスターペースト（以下、ラスターペースト）とジーシーイニシャルスペクトラムステイン（以下、スペクトラムステイン、ともにジーシー）の2種類を使用している。両製品とも熱膨張率に関係なく、各マテリアルに使用することが可能になっている（図2）。

ラスターペースト

ラスターペーストは海外では2007年から販売され、国内においては2011年から販売開始された。粘性が高いという特徴があり、従来の塗るイメージのステインとは異なり、盛るようなイメージのステインであると言える。また、2019年8月には、主に小窩裂溝に塗布するL-9（オレンジ）と、主にインサイザルエリアに塗布するL-10（トワイライト）の2色も追加された（図3）。

スペクトラムステイン

スペクトラムステインは海外では2018年から販売され、国内においても2019年8月から販売開始された（図4）。こちらは従来から使用されてきたパウダーステインのカテゴリーであるが、特徴的なのはグレーズリキッドとグレーズペーストリキッドが存在し、用途に応じて粘度の調整が可能となることである（図5）。また色調を補う目的で、ラスターペーストと混ぜて使用することも可能である。

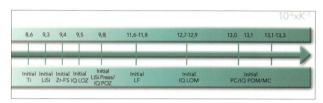

図2　ラスターペースト、スペクトラムステインともに各マテリアルの熱膨張係数に対応している。

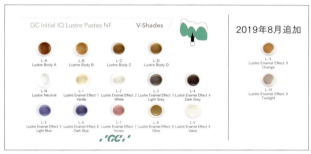

図3　ラスターペースト。

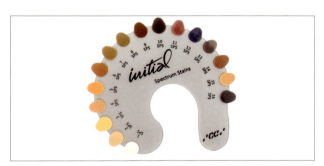

図4　スペクトラムステインカラーガイド。

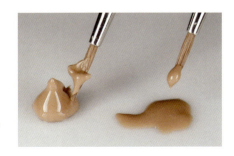

図5　左：SPS-6にグレーズペーストリキッドを混ぜた状態。右：SPS-6にグレーズリキッドを混ぜた状態。リキッドの違いにより粘性が変わるのがわかる。

77

ステイニングの実際

ベース色の考え方

　ベース色にはラスターペーストを使用している。ラスターペーストはL-A、L-B、L-C、L-Dと色相に合わせて構成されている。もちろんそれらはあくまでもベースであり、患者固有の色調を表現するためには混ぜて使用していくことになる。

使用例①　L-A＋L-B＋L-8

　基本的なVITAクラシカルシェードのAシェードを再現する際にはL-A＋L-B＋L-8を混ぜて色調を表現している。

使用例②　L-B＋L-7＋L-A

　日本人に多く存在するレッドシフトされたA系統の歯には、L-BをベースにL-7(ピンク)を混ぜてB系統をレッドシフトさせる。それだけだと彩度が低いためL-Aを使用して彩度の調整を行っている。

　また、彩度の調整はL-Nを混ぜることで調整が可能となる。しかし盛るような感覚のラスターペーストの粘性の高さは利点でもあり、その分厚みがでることは欠点ともなり得る。この厚みを極力軽減したい場合は、L-Nの代わりにスペクトラムステイングレーズパウダーを混ぜて対応することも可能である。用途に応じて厚みをコントロールすることが可能である。

透明層の考え方

　ポーセレンを築盛しない状態のジルコニアではどうしても透明感が不足しがちになる。そのため、患者の年齢層も考慮しつつ、ステイン材を使用して疑似的な透明感を付与する症例が多い。

　透明感を与えるための色調は基本的に寒色である。モノリシックジルコニアの場合、平面的な色調のアプローチになるため、透明層を表現するために基本的に2色を塗布してできるだけ立体的に見えるようにして

いる。具体的には、切縁1/5のもっとも透明感の強いエリアにはブルーを塗布し、歯頸部から切縁方向への透明層の移行エリアには有彩色のグレー(バイオレットよりのグレー)を塗布している。

キャラクターの考え方

　キャラクターは細かな再現性が問われる。その細やかな表現を付与する際、粘性が高いラスターペーストや、スペクトラムステインをグレーズペーストリキッドで練和して粘性が高くなったものでは操作性が悪くなり難易度が高くなる。筆者は細やかな表現を行う場合は、スペクトラムステインをグレーズリキッドで練和し、粘性を低くした状態で使用している。

グレーズ材の考え方

　筆者が考えるモノリシックジルコニアにグレーズ材を用いる目的としては以下が挙げられる。
・艶を出すため
・ステイン材をコーティングするため(面を滑沢にすることでプラークの付着を軽減させる)
・厚みをもたせ、色調を立体的に見せる
・大まかな表面性状の付与
　筆者はグレーズ材としてスペクトラムステイングレーズパウダーを使用し、グレーズリキッドを混ぜて塗布している。なぜなら、前述したように混ぜるグレーズリキッドの種類によって粘性を自由に調整することが可能だからである。

歯牙の形態が脹らんでいる箇所

　スペクトラムステイングレーズパウダーとグレーズペーストリキッドを練り、粘性が高い状態で塗布する。

歯牙の形態が凹んでいる箇所

　歯牙の形態が凹んでいる箇所は薄く仕上げたいため、スペクトラムステイングレーズパウダーとグレーズリキッドを練った状態で塗布し、そのうえで大まかに表面性状を付与している。

Chapter 5　エクスターナルステインの勘どころ

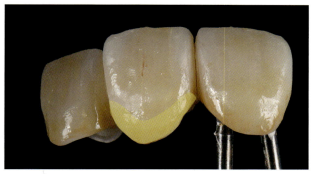
図6　ラスターペーストのL-A＋L-B＋L-8を塗布。

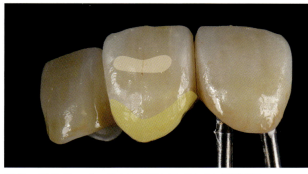
図7　ラスターペーストL-10（トワイライト）を塗布。

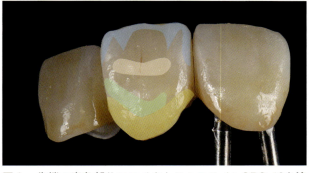
図8　先端の青色部分にスペクトラムステインSPS-12を塗布。緑色部分にラスターペーストのL-2＋L-V＋L-Nを塗布。

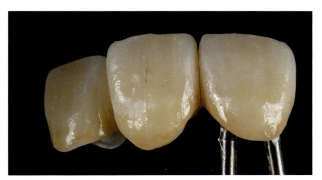
図9　色調を表現した状態（グレーズ材塗布前）。

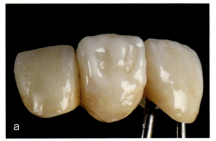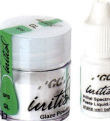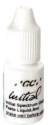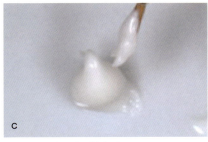
図10a～c　スペクトラムステイングレーズパウダー（bの左）にグレーズペーストリキッド（bの右）を混ぜて塗布する。

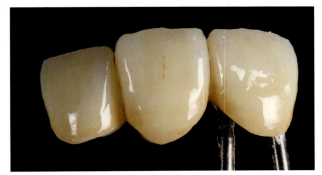
図11　グレーズ焼成後。

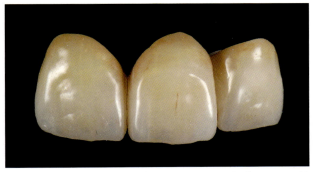
図12　研磨後、完成した状態。モノリシックジルコニアはポーセレンを築盛した場合と比べ、色の深みは出しにくい。しかし、明度を低下させる要因が少ないというメリットもある。そのため、レイヤリングクラウンと比較すると明度低下が起こり過ぎることが少ないと考える。

79

Part 1 - 製作ステップにおける勘どころを知ろう

Chapter 5　エクスターナルステインの勘どころ

対比効果を利用した色調表現

執筆：都築優治

はじめに

ここでは、対比効果を利用した色調再現方法について解説したい。まず、モノリシックジルコニアへのステイニング作業は、通常のオールセラミックス修復同様に支台歯色の環境や目標歯の色調を考慮しながら透明度を選択する必要がある。ただ、いかに高透過型のジルコニアであってもガラスセラミックスのように澄んだ高い透光性を実現できているわけではなく、エナメル質とは大きく異なる屈折率を保有するため過剰に支台歯色の影響を考慮するものではないように感じている。共通して言えることは、①母材の透明度、②ステイン材の発色、③表層の質感、にそれぞれ留意しながら操作する必要があるということである。これらはすべてが色調再現性に関連する事項であり、ステイニングの効果を引き出す重要なファクターとなる。

天然歯の色層分析

高い不透明度をもつジルコニアは、基本明度をエクスターナルステインで大幅に調整することは非常に困難だと考える。そのため、モノリシックレストレーションにおけるジルコニアの選択は慎重に行わなければならない。また技術的なアプローチとしては、下地の不透明度を活かしながら擬似的な透明感を表現したり、彩度の強弱を与え、色の対比効果（コントラスト）を操作したりすることによって色層の深みを演出する。色調表現を行う上で、まずは目標歯の色層を的確に捉える必要があり、そこから色の濃淡を加えることで対比効果が生まれる。ここで、天然歯の色層の捉え方を簡単に紹介する。

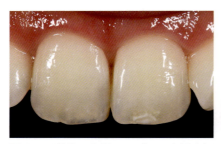

図1　天然歯の色調サンプル。右側中切歯の色層構造をイラストに起こしてみたい。

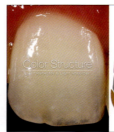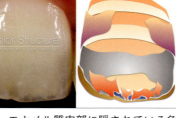

図2　エナメル質内部に隠されている色層を取り出した状態。再現技法にかかわらず、色調再現にはいかにこれらの色層を把握できるかが重要である。また、三次元的にどのように重なり合い色調が構成されているのかを理解しなければならない。

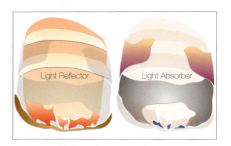

図3　天然歯の色層は、透明層と不透明層の絶妙なグラデーションによって構成されている。左図Light Reflectorは光の反射を促す不透明層で、右図Light Absorberは光の透過が見られる透明層となる。また、それぞれが重なり合うエリアは、不透明層と透明層が交わり半透明層の状態へと近づいていく。これらの色層分布のイメージは、ステインによるキャラクタライズや、色を塗り重ねる順序の参考として役立つ。

Chapter 5　エクスターナルステインの勘どころ

色の対比効果

　隣接する色を同時に見た時に、色の違いが際立って見える現象を対比現象という。これは絵画で取り入れられる手法であるが、同様に歯科のステイニング作業においても効果的であるため、ひとつの表現理論として紹介したい。

明度対比		明度の異なる2色を並べると、明るい色はより明るく、暗い色はより暗く見える現象
彩度対比		彩度の高い鮮やかな色と彩度の低い濁った色を並べると、鮮やかな色は一層明るく、濁った色は一層濁って見える現象
色相対比		色相が異なる2色を並べると、2色の色相はいずれも色相環上の反対方向に移ったように見える現象
寒暖対比		赤がもっとも暖かく、青がもっとも冷たい色で、この中間の色相は隣接する色相により相対的に暖かく見えたり冷たく見えたりする現象。寒暖対比は遠近を暗示する
補色対比		隣接した補色を見た時に、互いの彩度が増したように見える現象。2色間の明度差が少ないほど補色対比の効果が大きい
縁辺対比		色と色が隣接する縁の部分で明度差が強調される現象
面積対比		面積が大きくなるとその色の性質が強く出て、明るい色はより明るく暗い色はより暗く見える現象

色彩の調和方法

　次に色彩の応用理論として、アメリカの色彩学者Deane B. Juddが提唱した色彩調和論に少し触れたい。Juddは、1955年にこれまでの色彩調和論を4つの原理にまとめている。
・秩序の原理：一定の法則によって規則的に選ばれた色は調和する
・なじみの原理：自然界にみられる色の変化や、見慣れた配色は調和する
・類似性の原理：共通性がある色同士は調和する
・明瞭性の原理：明快なコントラストをもつ色の組み合わせは調和する

　この中でも、色相環を用いた秩序の原理について紹介したい。ここでは唇側歯冠をひとつのキャンバスと捉えながらステイニングの配色をイメージしていただきたい。秩序の原理では、色相環で幾何学的な位置関係にある色同士は調和すると言われている。特に歯冠色のステイニング作業に関連するいくつかの配色方法を提示する。表現する色調に応じて、これらの配色方法を上手く組み合わせれば自然な色調表現が可能となるだろう。そこで適切な色調を選択し、色彩の秩序を守りながら対比効果を狙うことでより深みのある色調が完成される。

Part 1 - 製作ステップにおける勘どころを知ろう

＜歯頸部色の配色方法＞

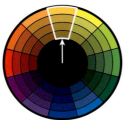

Identity

同じ色相の色のみを用いた配色。色相の個性を全面に出せるが、色相差がないために静かでおとなしいイメージを作り、単調となりやすい

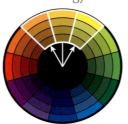

Analogy

色相環で隣り合った色で作る配色。柔らかい印象になりやすく、Identityより単調さを避けられる

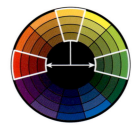

Intermediate

色相環で90°の位置にある色同士を使った配色。色相に中程度のコントラストがあり、バランスよく安定感がある配色

＜切縁色の配色方法＞

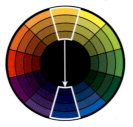

Complementary

色相環で反対側に位置する補色の関係にある色の組み合わせでインパクトが強くなる

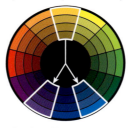

Split Complementary

補色の両隣の色を使った3色での配色。派手すぎずComplementaryよりも調和しやすい

＜歯冠全体の配色方法＞

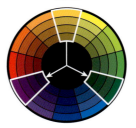

Triad

色相環を三等分した位置にある3色の配置で、バランスの取れた配色の組み合わせとなる。さらに細分化して当てはめることもできるが、歯のもつ基本的な色相を網羅している

モノリシックジルコニアへの応用

最後に、新しく発売されたIPS e.max ZirCAD Prime (Ivoclar Vivadent) へのIvocolor (Ivoclar Vivadent) ステイニングアプローチについて解説したい。

■歯頸部へのステイン

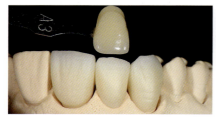

図4 焼結後のジルコニアには赤みが圧倒的に足りていないことが多いため、歯頸部の反射の強い3Y-TZPエリアにファンデーションステインとして、SD2にE21を少量混ぜたもので下地処理を行う。

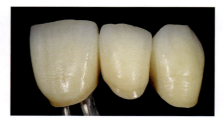

図5 その後、目標色に近づけるためSD1を基調とし、歯頸部にグラデーション効果を与えるためSD2を加えながら彩度を整える。単調なIdentityの状態から、隣接色相を用いてAnalogyの状態へと近づけ色相対比を狙う。

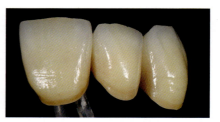

図6 さらに歯頸部に深みを与えるために、SI2にE20を少量混ぜたものを隣接面に移行するコンケイブエリアから最大豊隆部周囲に塗布する。これによってIntermediateの関係が構築され、中程度のコントラストが生まれることでもっとも明度の高い歯頸部最大豊隆部エリアに奥行きが生まれる。

Chapter 5 エクスターナルステインの勘どころ

■切縁へのステイン

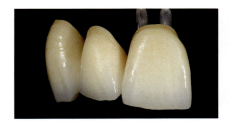 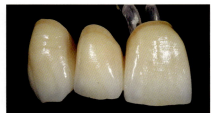 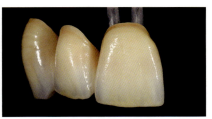

図7 SI2を基調とし、切縁の透明感を演出する。また、マメロン表現部は下地のジルコニアの発色をそのまま利用するため避けてステイニングを行う。切縁中央付近には、オパール効果に見られる遊色現象を与えたいためSD2を塗布する。ここではComplementaryな関係が生まれるため、SIとなるべく色が混ざらないように努める。

図8 マメロンの表現には色調に応じてなるべく発色の強いステイン材を選択する。ここではSD0をベースに使用し、彩度補正したものを近遠心にセグメントしていく。この時、隣接する透明層部分の色調も同時に補正する。また、マメロンの表現を強める場合にはこの作業を数回繰り返す。

図9 マメロンと隣接透明層との境目は明度対比や寒暖対比を効果的に加えるためにE1やSI1を使用しコントラストを強調する。マメロンの色調と紫やブルーが配色されることでSplit Complementaryの関係が成立し、切縁部に暖かみが現れ柔らかな表現が加わる。また切縁のハロー効果の表現にはE2などの不透明色を選択し、縁辺対比を効果的に加えることで切縁側の深みが演出される。

■エナメル質層へのステインと完成

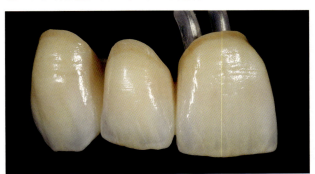 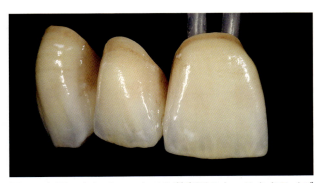

図10 内部構造を表現するステイニング作業が完了したら、最後にエナメル色を使用して全体のコーティングを行う。目標色の設定にもよるが、ここではE2を基調としE1を少量加えながらエナメル色を調合している。

図11 必要に応じて、エナメル質表面のキャラクタライズを行う。その後、Glaze Paste FLUOを用いてグレーズコーティングを行い完成させる。

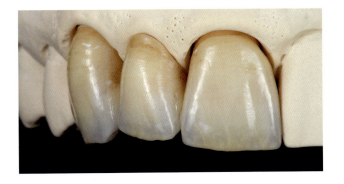

図12 完成したIPS e.max ZirCAD Primeのモノリシックブリッジ。単調な質感とならないよう仕上げに質感調整を行うが、これは内層に深みを出すためにも重要な作業となる。これによりエナメル表現層に濁りを与え、曇りガラスのような効果を発揮し、内層の見え方に複雑さを与えてくれる。

参考文献
1. 福田邦夫. 色彩調和論. 東京：朝倉書店, 1996.

Part 1 - 製作ステップにおける勘どころを知ろう

Chapter 6　研磨・仕上げの勘どころ

鏡面研磨とセラビアン ZR FC ペーストステインを用いた仕上げ

執筆：加藤尚則

はじめに

　モノリシックジルコニアクラウンには研磨仕上げとステイン／グレーズペースト仕上げの2種類の仕上げ法がある。前者は鏡面研磨を行い、後者はポーセレンと同等の質感が求められ、周囲の天然歯に合わせた艶の調整も可能となる。ステイン／グレーズペースト仕上げの場合においても鏡面研磨した後、脱脂してステイン処理を行う。咬合接触点においては、セット後にグレーズペーストが剥離したとしても対合歯の摩耗をさせないために滑沢な面になるよう特に研磨に注意する必要がある。

研磨の注意点

　ジルコニアを研磨する際、まず注意しなければならないのがバーなどでジルコニアを加熱しすぎないことである。高強度PSZ（M4Y〔クラレノリタケデンタル KATANA ジルコニアの場合はML〕）は、結晶構造が研磨熱により正方晶から単斜晶に相転移してしまうことが報告されており、単斜晶は脆く粗造なことから対合歯の摩耗を招く危険性が高くなる。またジルコニア自体の強度低下も招くため、いかに発熱させずに効率よく研磨するかがポイントとなる。

　高強度PSZ（M5Y／M6Y〔クラレノリタケデンタル KATANA ジルコニアの場合はSTML／UTML〕）は立方晶のため相転移の心配はないが、マージンなど薄い部分の亀裂やチッピングに注意が必要である。基本的には低速回転で作業し、頬舌・近遠心面などの大きな面の研磨はホイール状か、大きな砲弾型のバーで縦・横・斜めと研磨ムラがでないように作業する。咬合面はバーの形状をドレッシングし、小窩裂溝に傷が残らないよう注意する。

注1）ラボがCAD/CAMシステムを所有している場合とミリングセンターに外注する場合とでは研磨ステップに違いが出てくる。以下紹介するのはミリングセンターに外注した場合の研磨ステップである。

注2）ステイン／グレーズ仕上げの場合は大きさを0.2mmオフセットする必要がある。

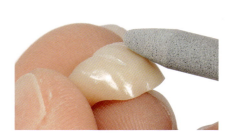

図1　ミリングバーの痕をカーボランダムポイントFINE HP13（松風）で整える（8,000rpm）。

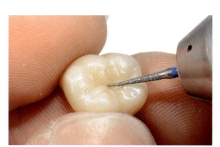

図2　ミリング不足などにより小窩裂溝をカービングする場合は、注水式エアタービンを使用する（Z-カットダイヤファイン、NTI カーラ，モリタ）。

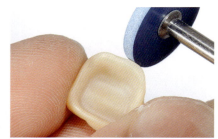

図3　通常、ミリング後未調整のマージンは厚いため、支台歯模型に装着して確認しながら薄く調整する（スターグロス、エデンタ，モリタ、8,000rpm）。

Chapter 6 研磨・仕上げの勘どころ

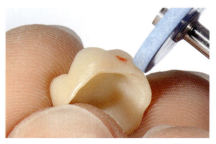

図4 コンタクトポイントを調整する（スターグロス、8,000rpm）。

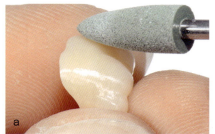

図5a、b セラダイヤ1103（デデコ，モリタ）で咬合調整。咬合面を含めた歯冠全体を整える（8,000〜10,000rpm）。

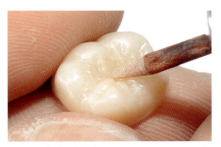

図6 小窩裂溝をノリタケ ハイテック フィニッシュ ブラウン（クラレノリタケデンタル）で研磨する（12,000rpm）。

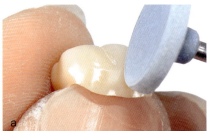

図7a、b 頬舌・近遠心面はセラダイヤ1125（a、デデコ，モリタ）、咬合面はスターグロスCA（b、エデンタ，モリタ）を使用する（10,000〜12,000rpm）。

図8a、b パールサーフェスZ（クラレノリタケデンタル）で艶出しを行う（12,000rpm）。

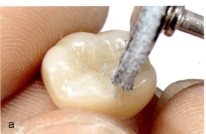

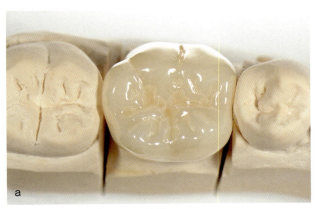

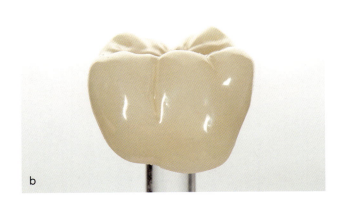

図9a、b 研磨が終了した状態。

Part 1 - 製作ステップにおける勘どころを知ろう

セラビアンZR FC ペーストステインを用いた仕上げ

筆者はステイン/グレーズ材にクラレノリタケデンタルのセラビアンZR FC ペーストステインを使用している(図10)。

セラビアンZR FC ペーストステインは、KATANA ジルコニアの表面に塗布可能なペーストタイプのステインである。広範囲に均一に塗布することが容易で、より簡単・スピーディーに作業することが可能である。またセラビアンZR上にも使用可能であり、通法のレイヤリング修復物やライトレイヤリング修復物にも対応できる。ステインのベース組成の透光性向上により、従来品と比較して修復物の透光性低下を抑制することができるのも特筆すべき点である(図11)。

セラビアンZR エクスターナルステインの色調のラインナップを網羅し、加えて新たに透明感を表現するGrayish Blue、Light Gray、蛍光性を付与・コントロールするためのFluoro、明度を上げる表現に使用するValueを追加した全27色と豊富な色調のラインナップが用意されている(図12)。

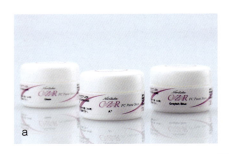
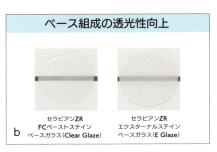

図10　セラビアンZR FC ペーストステイン(画像提供：クラレノリタケデンタル)。
図11　セラビアンZR FC ペーストステインはステインのベース組成の透光性向上により、従来品であるセラビアンZR エクスターナルステインと比較して修復物の透光性低下を抑制することができる(画像提供：クラレノリタケデンタル)。

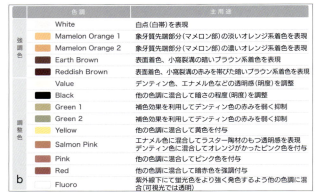

図12a、b　セラビアンZR FC ペーストステインのラインナップ(画像提供：クラレノリタケデンタル)。

グレージングペーストのみ使用する場合

グレージングペーストにはGlaze、Clear Glazeの2種類があり、臨床ではClear Glazeを使用している。非常に透光性が高く、白濁などの心配もない。また塗布した厚みが目視できるように焼成後に残渣が残らない水性ペンで着色している(図13)。

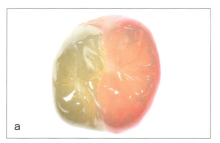
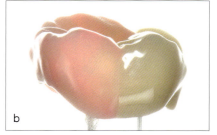
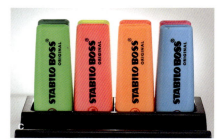

図13a〜c　臨床ではClear Glazeを使用。塗布した厚みが目視できるように焼成後に残渣が残らない水性ペン(c、STABILO BOSS、STABILO)で着色している。

Chapter 6 研磨・仕上げの勘どころ

ステイン／グレージングペーストを使用する場合

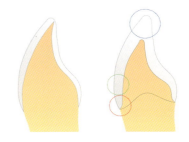

図14 左：天然歯、右：モノリシックジルコニアクラウンの断面図。モノリシックジルコニアクラウンの色調は厚みで左右される。マージン付近は彩度不足（赤マーク部）、最大豊隆部は明度不足（緑マーク部）、また切縁（臼歯の場合は咬頭部）は白浮きする傾向がある（青マーク部）。

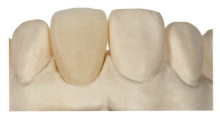

図15 シンタリング後、形態修正・研磨し、唇面にアルミナサンドブラスト処理（50μm／0.2MPa以下）を行ってアセトンにて脱脂した状態。舌側面は鏡面研磨している。

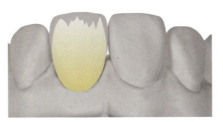

図16 1回目のステイン：まず歯頚部から象牙質様にグラデーションさせるようにAプラスを塗布する。

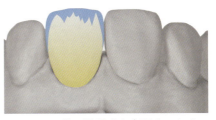

図17 その後、透明感を表現するために切縁部にBlueとClear Glazeを混和したものを塗布する。Blue、Grayは強い表現になりやすいので注意が必要である。最初は淡くBlueを塗布し、ここで一度焼成する（焼成温度750℃、1分係留）。

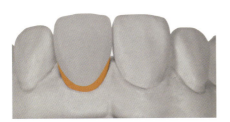

図18 2回目のステイン：マージン部は特に彩度と赤みが不足するため、マージン部にCV2＋ピンクを塗布する。

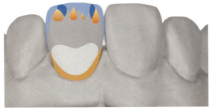

図19 歯冠最大豊隆部は明度に注意が必要である。Value＋Aプラス＋Clear Glazeを混和したもので表現する。マメロン部にはMamelon Orange2＋White、透明感の濃淡をつけるためにBlueを塗布する。完了後、焼成する（焼成温度750℃／1分係留）。

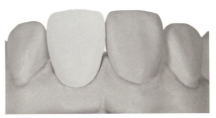

図20 3回目のステイン：色調確認後、Clear Glazeを30μm以上の厚みに塗布して焼成する。艶が不足している場合は追加塗布し、焼成する。

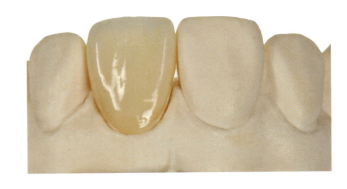

図21 焼成後、パールサーフェース Z、C、F（いずれもクラレノリタケデンタル）などで艶を調整して完成。

87

Part 1 - 製作ステップにおける勘どころを知ろう

Chapter 6　研磨・仕上げの勘どころ

グレーズ材の厚みを利用した表面性状の付与

執筆：鬼頭寛之

グレーズ材の特徴を知ろう

筆者が考えるモノリシックジルコニアにおけるグレーズ材の役割を以下に挙げる。
①艶を出す
②他色と練和することで彩度を低くする
③厚みをコントロールすることで表面性状の付与が可能になる
④厚みをコントロールすることでコンタクトポイント・バイトの調整が可能になる
⑤ステイン材をコーティングし、長期間維持することができる

このように使用方法によって5つの役割を求めることが可能である。筆者はこの中で③を利用して表面性状の付与を試みている。本稿ではその手法について解説したい。

スペクトラムステイングレーズパウダー

筆者は現在、グレーズ材としてイニシャルスペクトラムステイン（ジーシー）のスペクトラムステイングレーズパウダーを使用している（図1）。この理由として、Chapter5 エクスターナルステインの勘どころでも述べたが、イニシャルスペクトラムステインにはグレーズペーストリキッドとグレーズリキッドの2種類のリキッドがあることである。グレーズペーストリキッドは粘性が強く、グレーズパウダーと混ぜても粘性を維持できるため、厚く塗布することが可能である。逆にグレーズリキッドと混ぜると粘性が弱くなるため、薄く塗布することが可能になる。この2種類を用いることによって、粘度のコントロールを容易に行うことが可能になる（図2）。

コンタクトポイント・バイトの確認

コンタクトポイント・バイト部はグレーズ材の厚みを極力薄くした状態で艶を出したいため、筆者はスペクトラムステイングレーズパウダーとグレーズリキッドを混ぜて使用している。それでも最低厚みとして10μm程は厚くなるため、グレーズ焼成後にコンタクトポイント・バイトの確認は必要になる。

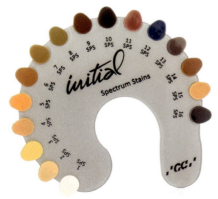 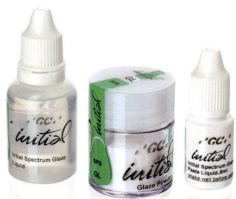

図1a、b　イニシャルスペクトラムステインのカラーガイド（a）とグレーズパウダー（bの中央）とグレーズリキッド（bの左）とグレーズペーストリキッド（bの右）。2種類のリキッドを使用して粘度をコントロールすることができる。

Chapter 6 研磨・仕上げの勘どころ

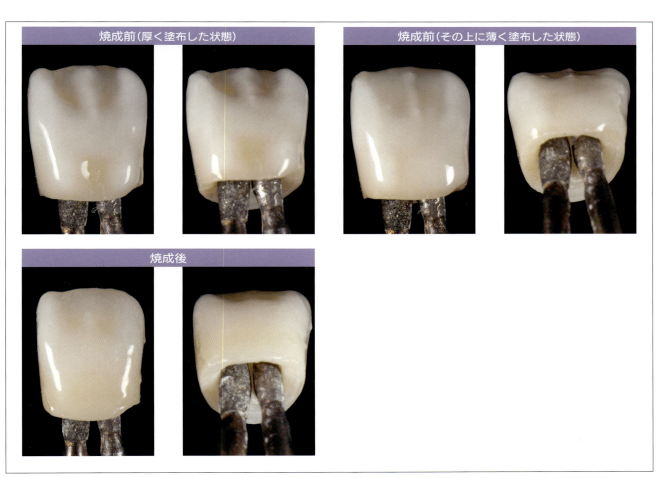

図2 グレーズ焼成前と焼成後。まずグレーズペーストリキッドと混ぜた粘性の高いグレーズ材を厚くしたい部分に塗布し、それ以外の部分にグレーズリキッドと混ぜたグレーズ材を塗布してまとめて焼成している。粘性の高いグレーズ材を厚く塗布することにより、その部分に表面性状を付与することが可能になる。グレーズ材を厚く塗布すること、また異なるリキッドを混ぜたグレーズ材を同時に焼成すること、これらの状態で懸念されるのは塗布したグレーズ材が垂れてしまったり、焼成収縮によってグレーズ材にクラックが入ってしまったりすることだと思われるが、イニシャルスペクトラムステインではそのようなトラブルは経験していない。

外形の調整と細かな表面性状の付与

図3、4はPart 2 Chapter 3 前歯部クラウン製作の勘どころにおいて製作ステップを解説している症例である。

本症例における細部の表面性状については、グレーズ焼成後のグレーズ材の厚みの範囲内にて付与可能と判断した。また天然歯特有のマットな艶が観察できるため、表面性状を付与するのと同時に艶の調整も行った。

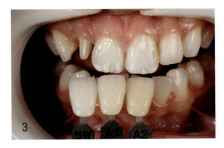 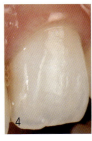

図3 2のモノリシックジルコニアクラウンを製作した症例。
図4 目標歯を観察し、細部の表面性状についてはグレーズ焼成後のグレーズ材の厚みの範囲内にて付与可能と判断した。また天然歯特有のマットな艶が観察できたため、表面性状の付与と同時に艶の調整も行った。

Part 1 - 製作ステップにおける勘どころを知ろう

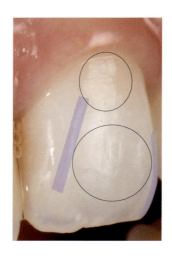

図5　表面性状を付与する際のポイントは、まず模型や口腔内写真を観察して目標歯の個性を把握することである。個性を表現するための大きなポイントは以下の2点になる。
①隆線のトップを探す（図の紫の場所）
②表面性状（図の○で囲まれた強く特徴的な場所）

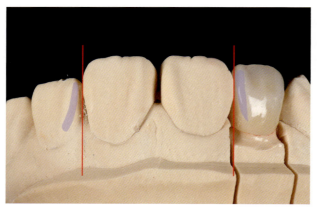

図6　グレーズ焼成後の状態。形態は近心が基準になる。モノリシックジルコニアクラウンにおける形態はCADソフトでの設計時に決定していると思うが、グレーズの影響によって、多少、紫のラインや角度が変わっていることがある。これをシリコーンポイント（エグザセラポル、エデンタ、モリタ）で調整していく。

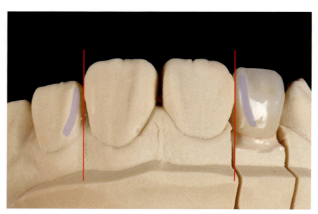

図7　調整後の状態。調整前と比較すると角度が変わっているのが分かる。

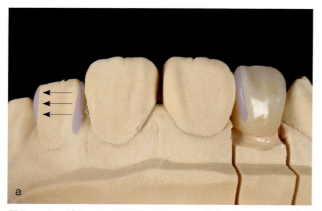

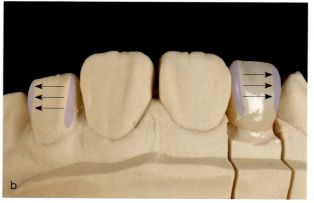

図8a、b　遠心面の調整前後の状態。近心隆線のトップを基準に、遠心面の位置決定をする。その際のポイントは、近心隆線と遠心隆線の間の面の幅（矢印部分）を目標歯と同じにすることである。臨床上歯冠幅径が異なる場合もあるが、その際はここのサイズを揃えて遠心コンタクトポイントから遠心隆線のトップまでの距離で幅径を合わせる。

Chapter 6　研磨・仕上げの勘どころ

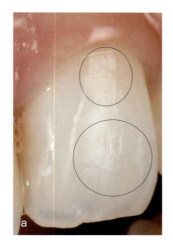
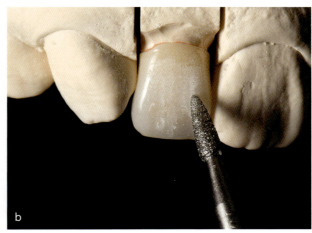

図9a、b　歯面の細かな表面性状の付与。グレーズ材にて艶を出した後だが、グレーズ材の厚みの範囲内で7,000rpm程度の低回転のダイヤモンドバー（カービングダイヤポイント4N、日本歯科商社）を用いて個性表現を行う。

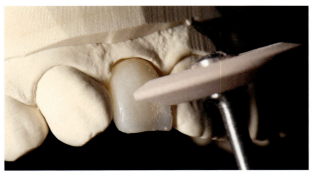

図10　機械的な研磨。シリコーンポイント（エグザセラポル）にて細かな表面性状を付与し、不必要なキズを消す作業を行う。その際、歯面に対して縦方向にバーを動かし、図8で決定した隆線の位置は変えないように注意する。

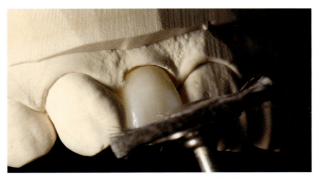

図11　最終艶出し。ロビンソンブラシと研磨材（ジルダイヤ、デンタルアルファ）を用いて最終艶出しと微調整を行う。この作業で注力すべき点は、口腔内写真を観察して艶がある部分を再現することである。また、清掃性を重視してサブジンジバルカントゥアは目標歯の艶の有無に関係なく艶出しを行う。このときも歯面に対して縦方向にバーを動かすようにする。

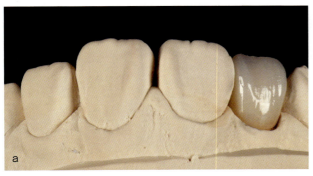
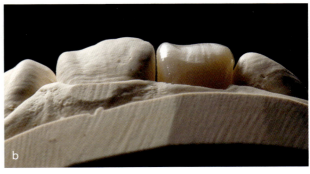

図12a、b　模型上完成。細かな表面性状が付与されていることが分かる。

まとめ

　最終仕上げの方法が多種多様に存在する中、今回紹介したのはグレーズ材の厚みを利用してモノリシックジルコニアに表面性状を付与する1つの手法であり、これがすべてではない。実際、Chapter5 エクスターナルステインの勘どころで紹介したケースでは、グレーズ後はシリコーンポイントと艶出し材で機械研磨のみを行い、ダイヤモンドポイントは使用していない。本法は個々の歯の特徴をよく観察してそれを表現するための1つの引き出しとして捉えていただければ幸いに思う。

Part 1 - 製作ステップにおける勘どころを知ろう

Chapter 6　研磨・仕上げの勘どころ

コンタクト・バイト調整と研磨

執筆：峯崎稔久

グレーズ後のコンタクトとバイトの調整

　グレーズ完了後の状態は表面に細かな凹凸があるため、表面を均し、滑沢になるように研磨する必要がある。特に隣接面、咬合面、舌側面、ポンティック基底面、ブリッジの連結部は滑沢に仕上げる。また、グレージングペーストにより全体に厚みが出ているため、コンタクトとバイトの調整も行う。

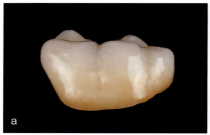
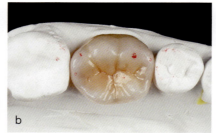
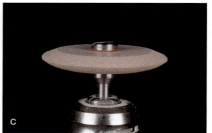

図1a〜c　Chapter 4 浸透系カラーリキッドの勘どころの図5〜9と同一症例。全体の均しやバイト調整とブリッジの連結部にはEVEポーセレンポリッシャー（サンデンタル）を使用している。最終的なバイト調整時には8μmの咬合紙を使用し、抵抗がありながら抜けてくる程度に調整している。また、EVEポーセレンポリッシャーを使用する際、隆線の高い部分は必然的に強く当たってくるため、ステインが剥がれないよう注意が必要である。

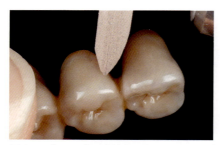

図2　ブリッジの連結部は滑沢に仕上げる。

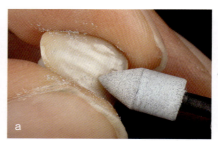

図3a、b　前歯部の表面性状などの調整にはEVEユニバーサルポリッシャー（サンデンタル）を使用している。

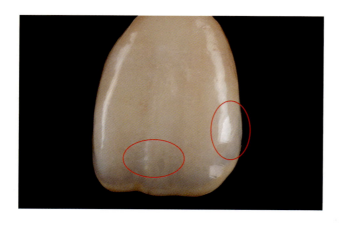

図4　研磨によるステインの剥がれ。臼歯部では咬合面の隆線の高い部分、前歯部では唇側の隆線部分に起こりやすい。このようになってしまった場合、再度ステイニングを行うか、場合によってはステイニングを初めからやり直す必要が出てくるため注意が必要である。

研磨

　コンタクトとバイトの調整が完了したら、まずはブラシでの研磨となる（図5）。臼歯部は質感などの見た目より、汚れが付かないように研磨されている方が好ましいため、全体をスムーズな面となるように仕上げる。前歯部はある程度の質感を考慮するため、唇側はブラシでの研磨は行わず、隣接と舌側のみ研磨する。また、ブリッジの連結部や粘膜に触れるポンティック基底面も可能な限り滑沢な面に仕上げる（図6）。

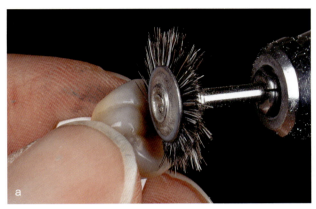
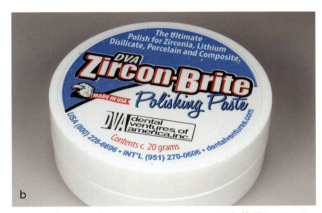

図5a、b　図1の続き。ブラシ研磨ではロビンソンブラシのNo.11ソフトとジルコンブライト（DVA，茂久田商会）を使用している。

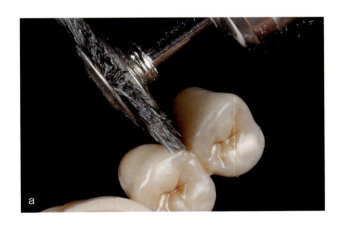
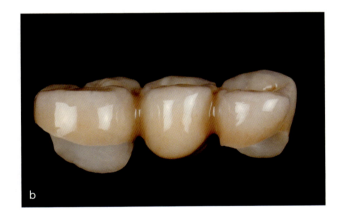
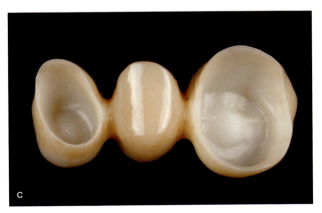

図6a〜c　ブリッジの連結部や粘膜に触れるポンティック基底面も可能な限り滑沢な面に仕上げる。

Part 1 - 製作ステップにおける勘どころを知ろう

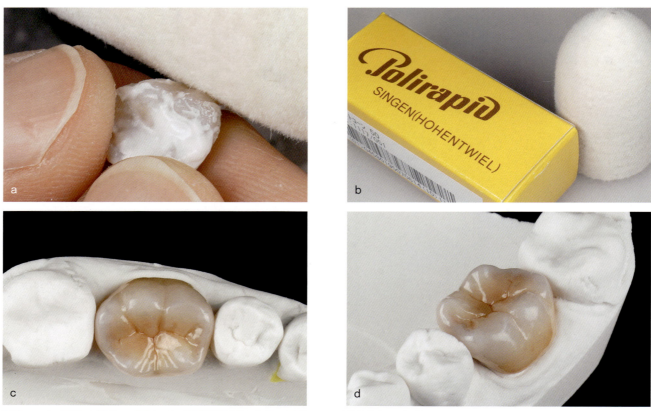

図7a〜d 図5の続き。ブラシでの研磨が完了したら、最後にバフ研磨を行い完成となる。バフはフェルトコーン50（Polirapid, 茂久田商会）、研磨材にはパールサーフェスZ（クラレノリタケデンタル）を使用している。

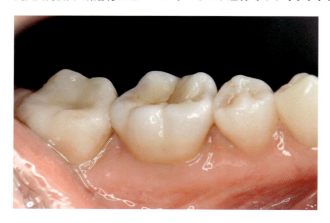

図8 図7の口腔内装着時（プレッタジルコニア。画像提供：岩野歯科クリニック　岩野義弘先生）。

別ケースの完成例

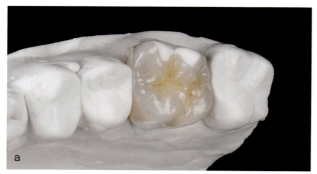
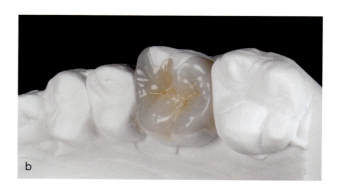

図9a、b　ジルコニアインレーの完成例（プレッタ4アンテリア）。

Chapter 6 研磨・仕上げの勘どころ

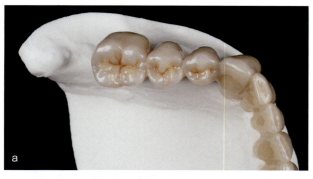
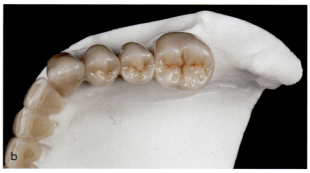
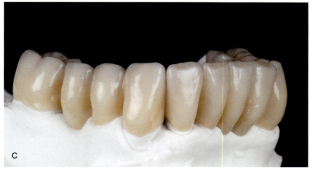
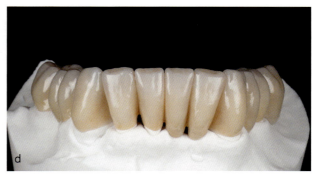
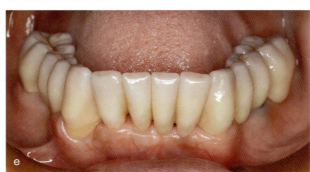

図10a〜e　ロングスパンブリッジの完成例(a〜d、プレッタジルコニア)と口腔内装着時(e、画像提供：岩野義弘先生)。

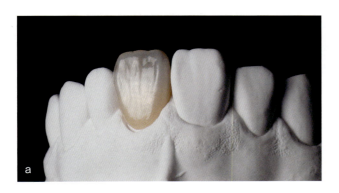
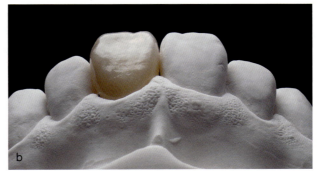
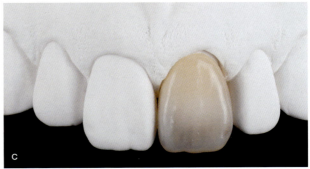

図11a〜c　前歯部のジルコニアクラウンの完成例(プレッタ4アンテリア)。

95

Geo LUXEN ZIRCONIA

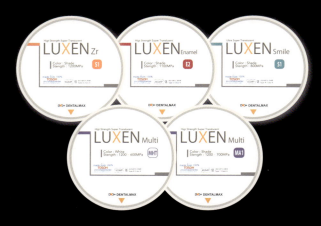

安心と高い品質を誇る世界的ブランド【TOSOH】の
日本産ジルコニアパウダーを100%使用

LUXEN ZR （ルーゼン ジルコニア）　MPa：1200 ± 200
材料の選択によりジルコニアスペース、ブラキシズムによるチッピング
などを軽減し、同時に審美的な解決策を提供する

LUXEN ENAMEL （ルーゼン エナメル）　MPa：≧1100
透過性を高めながらもルーゼン ジルコニアと同等の強度を持ち、
審美的に優れ連結用に使用できる

LUXEN SMILE　HT MPa：≧600 / Shade MPa：≧800
（ルーゼン スマイル）
最も高い透過性を持ち、前歯部領域から臼歯部領域まで幅広く対応

LUXEN MULTI （ルーゼン マルチ）　MPa：600 ~ 1200
特許を取得した技術を盛り込んだレイヤースタックテクノロジー・
天然歯により近い色調を表現

LUXEN MULTI PREMIUM　MPa：700 ~ 1200
（ルーゼン マルチ プレミアム）
進化した4層レイヤーは、ビタシェードの色調に近づけ、
カラーリングを最小限に抑える

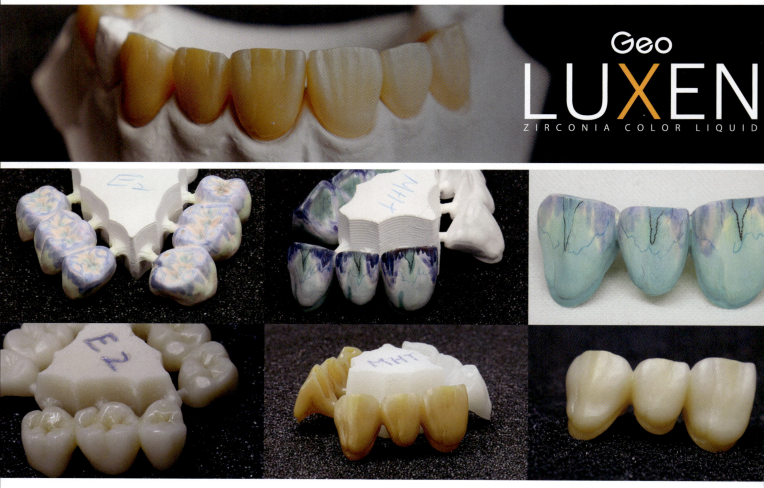

Geo LUXEN ZIRCONIA COLOR LIQUID

株式会社ジオメディ
〒812-0016　福岡県福岡市博多区博多駅南1-7-22 ブックローン福岡ビル6F・7F
（TEL）092-409-4050　（FAX）092-409-4051　（WEB）http://www.geomedi.co.jp

Luxen スマイルジルコニア
歯科切削加工用セラミックス
認証番号：228AKBZX00069000

Luxen ジルコニア
歯科切削加工用セラミックス
認証番号：228AKBZX00068000

Luxen ジルコニアカラーリキッド
一般的名称【歯科セラミックス用着色材料】
医療機器認証番号：229AKBZX00005000

ZIRCONIA MONOLITHIC RESTORATION COMPLETE BOOK

Part 2 - 臨床における勘どころを知ろう

Chapter 1 　インレー／アンレー製作の勘どころ

Chapter 2 　臼歯部クラウン製作の勘どころ

Chapter 3 　前歯部クラウン製作の勘どころ

Chapter 4 　インプラント上部構造製作の勘どころ

Part 2 - 臨床における勘どころを知ろう

Chapter 1　インレー／アンレー製作の勘どころ

ジルコニアインレー製作のポイント

執筆：岡部和幸

はじめに

　インレーやアンレーに限ったことではないが、支台歯形成の形態において垂直的な力と水平的な力に対するサポート形状が歯質に残っているのか、ブラキシズムなどに対する干渉がないのかなどを配慮して製作することが口腔内での長期的な機能に繋がる。さらに、クラウンと比較して補綴物のマージンが長く、支台歯形成も複雑な形態が多いことが、インレー／アンレーの難しいところでもある。歯科医師と歯科技工士双方にとって再製作は気分の良いものではなく、当然、患者にとってもそれは同じである。

　インレー／アンレー製作の勘どころとして、まずはラボに送られてきた模型や口腔内スキャナーのデータからCAD/CAMで確実に加工できるのか、そして場合によっては再形成をお願いする必要があるのかを見極めることが重要ではないだろうか。もちろんCAD/CAMを用いない場合でも必要に応じて再形成を依頼することはあるが、経験による主観的な発言よりもデジタルデータで視覚的に判断できるものを根拠にしたほうが説得力も高くなり、歯科医師とのコミュニケーションツールとしてより有効であると感じる。

　水平・垂直的な力が及ぼす脱離や破損のリスクの見極めは、それぞれのケースによって異なる。この支台歯形成の良否の見極めは歯科技工士が行うのだろうか？　筆者は、少なくとも使用するマテリアルにおいて必要な角度や深さを歯科技工士が把握しておくことは重要であると考える。図1はIPS e.max Pressにおけるプレパレーションのマニュアルであるが、筆者は二ケイ酸リチウムインレーの形成量や角度がジルコニアインレーの参考になると考えているため、参考資料として使用している。こういった形成マニュアルを頭に入れておき、必要に応じて対合歯の削合が必要か、再形成をしなければならないのかを歯科医師に確認することが再製を減らす近道ではないだろうか。

　図2〜23で、実際のケースを用いてジルコニアインレー製作の勘どころを解説していく。

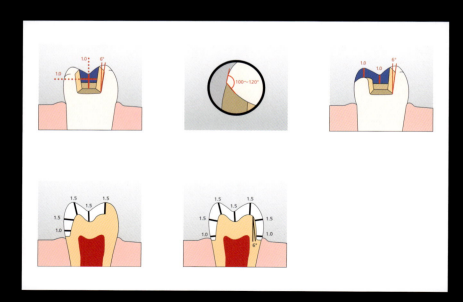

図1　形成の参考資料。これはIPS e.max Pressのプレパレーションのマニュアルであるが、二ケイ酸リチウムの形成量や角度がジルコニアインレーの参考になると考えているため参考資料として使用している(画像提供：Ivoclar Vivadent)。

Chapter 1 インレー／アンレー製作の勘どころ

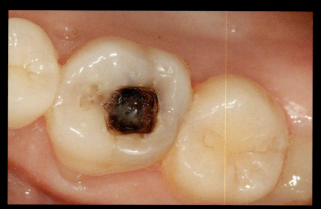

図2 治療前の⌊6。咬合面に象牙質に及ぶう蝕を認める。う蝕は遠心隣接面にも及んでいる。

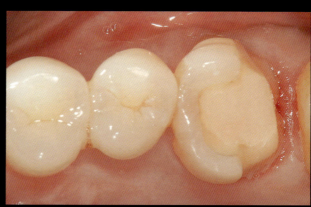

図3 う蝕を除去し、間接覆髄を行った。その後に咬頭の破折ならびに咬合接触を考え、遠心咬頭を含んだアンレー形成を行った。

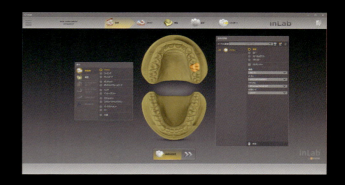

図4 inLab SW(デンツプライシロナ)による初期設定。ジルコニアインレーにおける色調のマッチングは二ケイ酸リチウムやセラミックインレーに比べると困難である。さらに本ケースでは、強度を重視して中透明度のIPS e.max ZirCAD MT BLを選択したため、高透光性ジルコニアと比較して色調のマッチングはより困難だった。

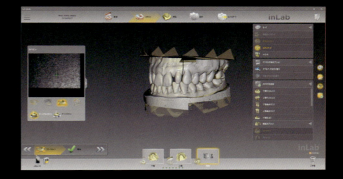

図5 CADソフト上にて上下顎のスキャンを終えた状態。

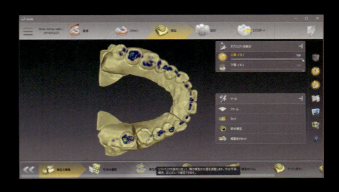

図6 すべてのスキャンを終え、模型編集のステップ。アンダーカットがないかなどスキャン時に確認する。アンダーカットがある場合や再形成が必要な場合には、この時点で歯科医師に相談する。

99

Part 2 - 臨床における勘どころを知ろう

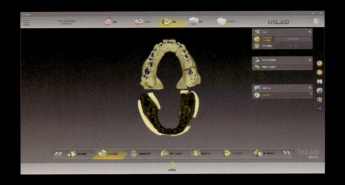

図7　今回のケースのように印象が送られてきて模型をスキャンしている場合は、咬合器にマウント後、送られてきたバイトを参考にバイトが抜けているところを模型にマーキングして咬合接触が強い箇所を把握しておく。そして咬合器上でShimstock-Folie 8μm（茂久田商会）を使用し、引き抜き試験を行う。印象の変形がある場合には模型調整を行い、模型上の咬合状態をプラスマイナス表記して把握する。そのうえで、スキャンされたデータの咬合状態が模型上と同様に再現されているかを確認する。そうすることで調整の少ない補綴物を製作することが可能である。

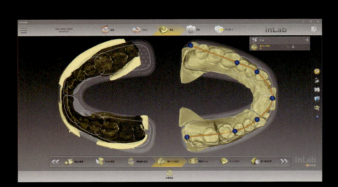

図8　inLabシステムは包括的なアプローチが自動的にソフトで行われるBio Jaw機能がはたらく。スキャンされた残存歯牙から患者固有の歯牙を再現するため、決められたポイントに青の点を設定し、顎ラインを決める。人の歯は指紋と同じように、それ自身を識別する特性があり、その遺伝子情報に基づいた独自の計算式により患者固有の形態を再現するシステムであり歯科のAIといっても過言ではない（「Digital Dental academy　CEREC（セレック）の特徴」〔https://academy.doctorbook.jp/cadcam/archives/100?fbclid=IwAR2pwFIHqvwHJ_ox_xkxSjv6CkxMJAdpY4xQSUdSF3KzYBHE3Phl7Pl6lqk〕より一部引用）。

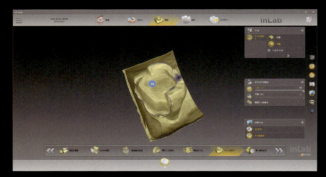

図9　平行性が取れているか、アンダーカットがないかを確認し、マージンを設定する。

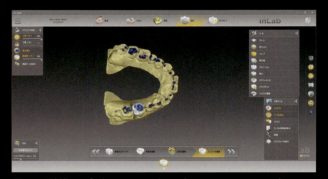

図10　形態のデザインと同時にジルコニアの厚みが1.5mm以上取れているかを確認する。ここでスペースが不十分である場合には歯科医師に相談する。

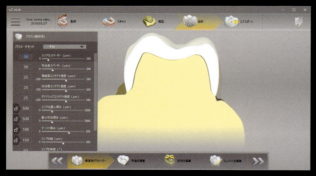

図11　パラメーターの設定。

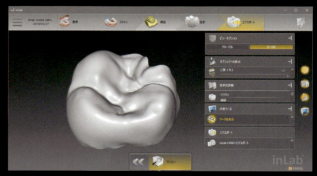

図12　最終確認後、CAMソフトへエクスポート。

Chapter 1　インレー／アンレー製作の勘どころ

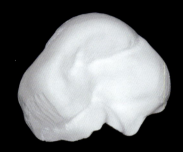

図13　削り出した半焼結ジルコニア咬合面。インレー以外はハンドピースを用いて裂溝の調整を行うが、インレーの場合はクリアランスが十分にある時以外は調整を避けている。

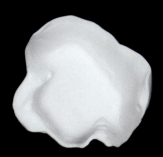

図14　あまりに支台歯形成に隅角部がある場合やアンダーカットが見られる場合にはワックスで前もってブロックアウトをしてからスキャンを行うが、本ケースにおいてはアンダーカットがなかったためブロックアウトは行わなかった。そのために支台歯形成の隅角部分には多少のオーバーミリングも見られるが、適合に対する影響はない。

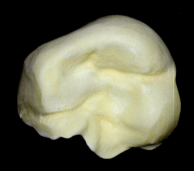

図15　デンチン色のインフィルトレーション。

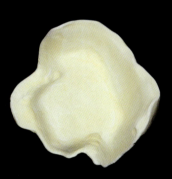

図16　デンチン色にて内面もインフィルトレーション。

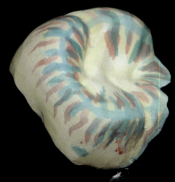

図17　エフェクトカラーのブルー、グレー、バイオレット、オレンジを使用してインフィルトレーション。

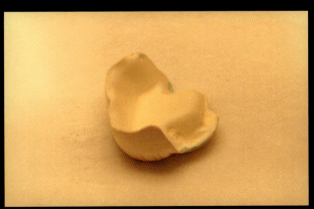

図18　約100℃の赤外線ランプ下にて10分間乾燥。

Part 2 - 臨床における勘どころを知ろう

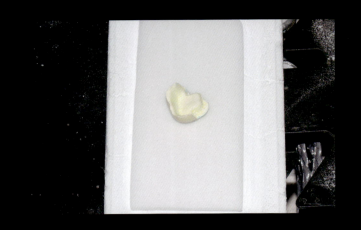

図19　シンタリング用トレーに乗せて1,500℃でシンタリング。

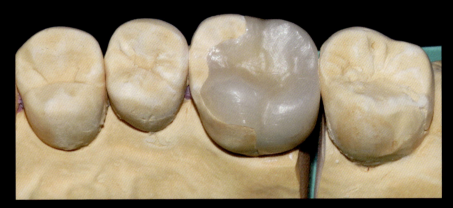

図20　調整前の作業用模型に戻した状態。内面調整を行い、フィッティングを行う。

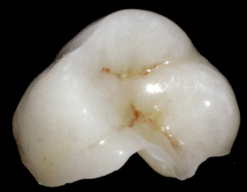

図21　ステイニング（2回焼成）。

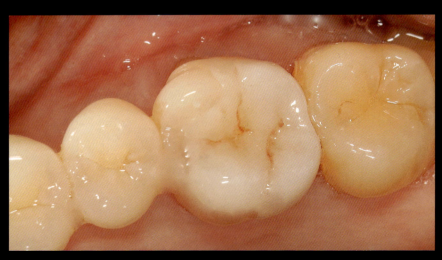

図22　口腔内セット。

図23a、b 別ケース。6̄のインレーで、同様にIPS e.max ZirCAD MT BLを使用した。頬側咬頭のファセットの内側にマージンラインが設定されており、中心咬合位や側方運動時にも影響がないことが確認できたこと、また舌側のマージンが複雑であったもののアンダーカットがなかったことからジルコニアで製作することができた。ミリング後のジルコニアのマージン部にエフェクトカラーのグレーでマージンを引くようにインフィルトレーションを行ったことで、口腔内セット時の歯質とのギャップを少なくすることができた。しかし、MTは中透明度ジルコニアであり、二ケイ酸リチウムと比較すると、歯質の透明度とのギャップはどうしても大きくなってしまう。

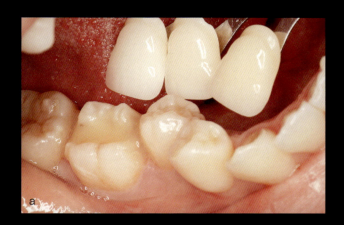

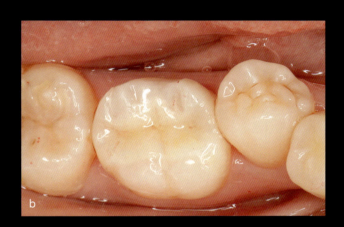

おわりに

さまざまなモノリシックジルコニア補綴物の需要が増していく中で、用途に合わせたジルコニアディスクの使い分けが必要である。特に少人数のラボであれば、ジルコニアディスクの在庫を最小限にとどめ、シンプルなシステムを各々のラボで確立することが今後のデジタルワークをこなす上で重要になるだろう。

その中でPart1 Chapter1 ディスク選択の勘どころでも紹介したIvoclar VivadentのIPS e.max ZirCAD Primeは新世代のジルコニアと言っても過言ではないと考えている。本稿執筆段階では発売時期との関係であまり臨床で試すことができていないが、オールマイティーなケースに対応できるワンディスクソリューションを行える可能性があり、今後はますます臨床に取り入れていくことになるであろう。

歯科技工士にとって、マテリアルに対する知識は必要不可欠であり、何よりその知識は患者や歯科医師、歯科衛生士との身近なコミュニケーションを行うためのツールにもなる。日進月歩で進むマテリアルの進化を把握するためにアンテナを張って情報を集めることは、歯科技工士にとってなくてはならない基本的な事項である。しかしその目的は患者にとってより良い歯科医療を提供することであり、新しいものに飛びつけば良いということではない。エビデンスがあるのであればそれを参考にすることは重要であるが、あくまでマテリアルは手段でしかない。歯科医師と歯科技工士のワーキングシステムにマッチングし、より良い補綴物が提供できる方法を常に模索していく必要があると考えている。

Chapter 1　インレー／アンレー製作の勘どころ

ジルコニアインレー製作における注意点

執筆：滝沢琢也／井出幹哉／陸 誠

はじめに

現在のセラミックインレーの多くは、IPS e.max（Ivoclar Vivadent）に代表される、二ケイ酸リチウムが主流となっている。その製作方法においては、ロストワックス法を利用したプレスでの製作と、CAD/CAMを利用してブロックから削り出して製作する方法があり、現在の主流はロストワックス法によるプレスである。しかし、近年口腔内スキャナーを利用するケースにおいてはCAD/CAMを利用してブロックから削り出すケースも増えてきている。二ケイ酸リチウムも370MPaと一定の強度はあるものの、支台歯形成の削除量の不足により材料の厚みが不足していたり、過度の咬合圧により破折したりするケースも少なくない。また、どうしても支台歯形成が難しく十分な厚みなどを確保できないケースもある。上記のようなことから口腔内で破折し、ジルコニアでインレーやアンレーを製作するという需要も多くなってきている。口腔内での色調の調和はまだ二ケイ酸リチウムの方が優位であると思われるが（図1、2）、高透光性のものやグラデーションタイプのジルコニアの出現で、この点も大幅に改善されてきている。

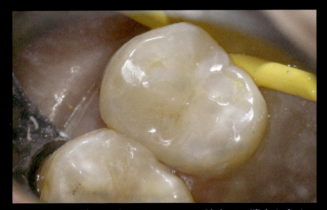

図1　二ケイ酸リチウムインレー。口腔内での適合も良く、天然歯牙との色調・透明感・質感の調和は良好である（画像提供：志田健太郎先生　アウルデンタルクリニック）。

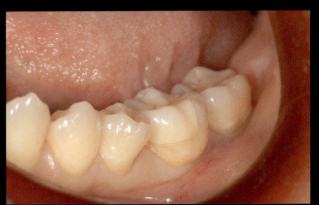

図2　高透光性（HT-3Y-TZP）やグラデーションタイプのジルコニア（4Y-TCZP）などの発売前、形成量の確保が難しく、咬合力の強い患者であることからノーマル（3Y-TZP）なジルコニアディスクで製作したジルコニアインレー。透光性も少なく少し浮いたような感じで、歯牙との色調の調和に違和感がある。

適合を大きく左右する支台歯形成

適合の良好なジルコニアインレー／アンレーを製作するもっとも大きなポイントは、スキャンしやすく加工しやすい支台歯形成である（図3）。メタルインレーのときのような支台歯でも製作できなくはないが、強度的な問題、加工後の適合の悪さ、調整時間、適合確認時の模型破損などが懸念される。

図3 保持形態の付与は、1.5mm以上の幅をもたせ、全体的に丸みをもたせたスムーズなフィニッシュラインが推奨されている（3M社Lava™ アルティメットのカタログより引用改変して作図）。

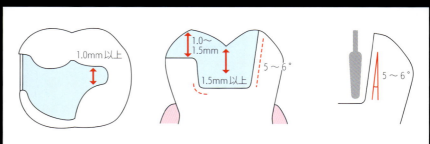

保持形態の付与は、作業部最大径2mm程度の太さで先端に丸みをもったバーでの形成を推奨します。

インレー／アンレー製作においての CADソフトの注意点

インレー／アンレーなどのデザインでは、歯冠のデザイン後に加工時のチップを予防するために若干マージンに厚みを付与する。しかし、CADソフトによっては加工時の安全策として追加されたマージンの厚みが歯冠全体に反映されてしまい、修正が大変になる。切削加工で切削ツールが入らない箇所がある場合は、補正がかかり過補償で大きく切削されるか、過補償をかけずにツールが入らない部位は切削されないために手作業で調整することとなる。窩洞形成が複雑なインレーなどのデザインでは、マージン部にこのような箇所が多く発生することがある。デンツプライシロナのCADソフトinLab SWでは、マージン部の補正方法を上記の2通りから任意に選択することができる（図4、5）。たとえば、口腔内スキャナーからのデータで模型を製作しない場合は適合調整ができないために過補償を選択する。手元に作業用模型がある場合は過補償なしを選択し、手作業で調整してマージンの適合を優先する。そうして機械加工時に削り残した部分を手作業で慎重に適合調整することにより、マージン部を過補償したものより適合の良いインレーを製作することができる。

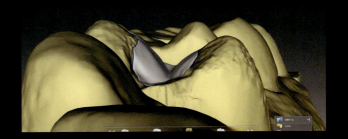

図4 デンツプライシロナのinLab SWではマージン部分にわずかな調整代を設けるが、その場合でも補綴装置となる歯冠部分からマージンにかけて移行的に厚くなって補綴装置全体に反映されてしまうといったようなことはなく、最小限の調整で作業することができる。

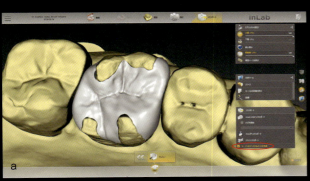
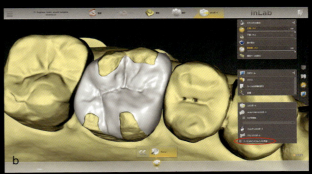

図5a、b inLab SWの設定画面。補正がかかり過補償で大きくマージンが削られている（a）。設定画面の○印内の「マージンのインスツルメントを考慮する」のチェックを外すとマージン部の過補償なしで加工が行われる（b）。

デザインソフトでの作業環境

通常の模型からの作業となると、模型をスキャンしてデータ化した後、CADソフトで作業を行う。しかし、クラウン製作と違い、各メーカーによって製作方法が少し異なる。今回は、デンツプライシロナのinLab SWを使って製作工程を紹介したい（図6）。

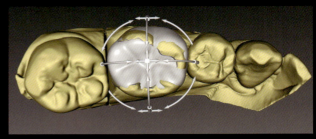

図6　模型をスキャンし、デザインソフトに取り込み、マージンラインを決定する。このinLab SWは、支台歯の上からクラウン形状の外形を被せるようにし、そこからインレー部分だけを切り取れるようになっている。

ジルコニアディスクの選択と配置

インレーやアンレーではどのようなディスクを使うのかということであるが、インレーやアンレーの厚みや形状によっては、単色の高光透過性のジルコニアを随時選択することもある。弊社においては、色を優先するとグラデーションタイプのジルコニアディスクが第一選択となる。基本的には着色やステインを施すことで明度が落ちていくことを見込み、最終シェードより少し明るめのディスクを選択する方が無難である。また、加工時のディスクへの補綴装置の配置については、あまり透明層に偏った配置では強度不足が懸念される。最終補綴装置の形状をよく確認し、ボディ色層と切端色層をバランス良く配置することが大切である。

ミリング～シンタリング

加工はinLab MC X5（デンツプライシロナ）で行った（図7、8）。InLab MC X5は加工パスも良好で、マージンを薄くシャープにチッピングも少なく加工することができる。

加工後、焼結前にカラーリングを行うが、やはりシステムに沿ってカラーリングを行うことが大切である。カラーリング液がシステムになく、異なるメーカーの着色液を使用する際は、十分なテストの上使用する方が安全である。また、着色液の効果はジルコニアディスクにおけるジルコニアパウダーの圧縮密度に大きく影響されるとも言われている。ジルコニアディスクや浸透液の特徴をよく理解して使用する必要がある。

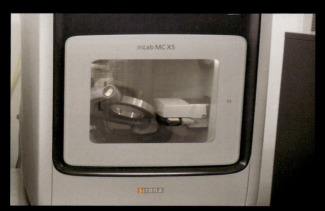

図7　今回加工で使用したinLab MC X5は院内完結型としてのCAD/CAMの歴史が長く、セラミックインレーの加工のノウハウも多い。ジルコニアインレーの加工においても、シャープにチッピングも少なく加工することができる。

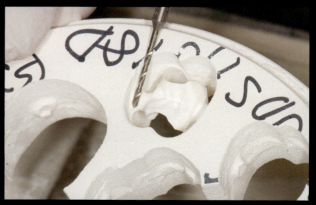

図8　インレー／アンレーにおいては、非常に厚みが薄いものが多い。ジルコニアディスクから切削加工された、ジルコニアインレーのハンドル部分を切り離す作業においては、専用のJDSレストカッター（日本歯科商社）などを使用することによって安全に切り離すことができる。

Chapter 1 インレー／アンレー製作の勘どころ

図9 インレーやアンレーにおいては、全体を着色液に浸けてしまうと全体的に単調な色調になりやすいことから、咬合面の中央や歯頸部付近などに筆にて部分的な着色をすることにより、自然感を増すことができる。

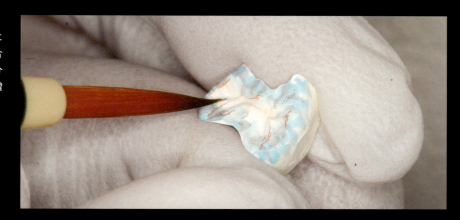

図10 加工機とソフトの関係で、マージンが厚く、全体にその厚み分高くミリングされた状態だと調整に時間が掛かり、作業効率が悪くなってしまう。

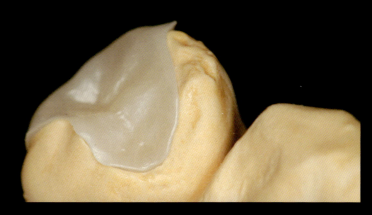

図11 ジルコニアディスクから削合後、焼結されたインレー（無調整の状態）。この程度に仕上げることにより、最終仕上げまでの時間をかなり短縮することができる。その後の適合作業における模型の破損や擦れなども少なく、口腔内でも良い適合が得られることとなる。

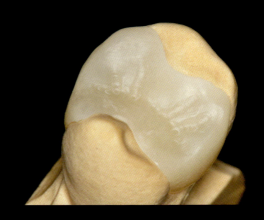

モノリシックジルコニアインレーの仕上げ

仕上げに関する作業であるが、このままジルコンブライト（DVA, 茂久田商会）などの研磨材にて艶を出す方法と、オーバーグレーズ材を使用し、エクスターナルステインを施して仕上げる方法がある。研磨材にて研磨仕上げする方が、口腔内での安定感はあるかもしれない。しかし研磨仕上げ後のジルコニア独特の艶感は、オーバーグレーズ材で仕上げたものと比べると、天然歯様の自然感は多少劣ってしまう。オーバーグレーズ材で仕上げる方法では、形態および表面性状において仕上げ時の表面ステイン後にオーバーグレーズ材を薄く塗布して仕上げる。しかし、オーバーグレーズ材はペースト状のものが多く、細かな表面性状の表現をしても、凹みに溜り細かな質感の表現が難しい。今後このあたりの材料の開発にも期待したい。

Part 2 - 臨床における勘どころを知ろう

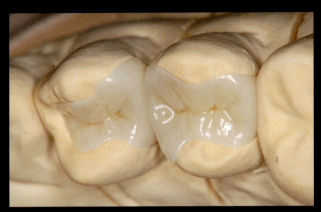

図12 マイクロスコープなどを使用し、細かな適合状態を確認しながら微調整を行い、オーバーグレーズ材を塗布して模型上で完成されたジルコニアインレー。金属とまではいかないが、かなり適合状態が良好であることが確認できる。

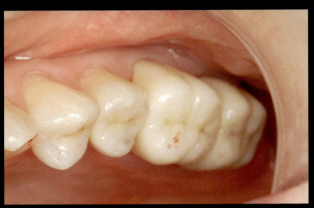

図13 口腔内セットの状況（|4 5 ）。色調も天然歯とそれほどギャップがなく、患者も満足された（画像提供：手塚貴雄先生　自由が丘てづか歯科・矯正歯科）。

モノリシックジルコニアでの色表現の限界

　モノリシックジルコニアクラウンにおいて、焼結前のカラーリングとエクスターナルステインにて天然歯の色調を完全に表現するのはまだまだ難しい。特にオパール効果や内部から浮かび上がるマメロンなどの表現は、ポーセレンを築盛した際のような表現は困難である。複雑な色表現には必要最小限のポーセレンを築盛するライトレイヤリングで対応しなければならないのが現状である。一般的なモノリシックジルコニアにおいても、比較的多くのステイン材を使用することから、色にむらが出たり、明度が下がる原因となることも多い。また、それらを避けるために塗り重ねる回数を増やすことになると時間のロスにもなり、焼成時に気泡の発生も考えられる。それゆえに、できるだけ焼結時のカラーリングにて最終のシェードに近いところまで仕上げられるかが大きなポイントとなってくる。近年一部の優秀な歯科技工士によってレイヤリングをしてあるかのように仕上げられたモノリシッククラウンも登場し始めてはいる。技術的なハードルが高いことはもちろん、現実の臨床においてはレイヤリング陶材を築盛して仕上げるものより価格設定を低く位置づけしているところが一般的で、今後使用材料だけではなく、作業時間も十分考慮された価格の設定に見直されていくであろう。このあたりのことも、機材の発展とともに整理されてくるものと思っている。今後、すぐにポーセレン築盛の作業が必要なくなるとは考えにくく、このあたりのことを解決すべく、今後の3Dプリンターなどの機材の開発に大きく期待をしたいところである。

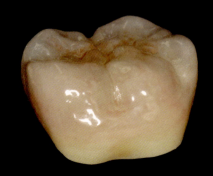

図14 グラデーションディスクの発色もかなり良くなり、臨床への活用範囲はかなり広がったものの、焼結前のカラーリングとエクスターナルステインだけでは限界がある。

Ⅰ級インレーへの対応

Ⅰ級窩洞のインレーへのCAD/CAMでのインレー製作においては、ソフトや加工の面から対応が難しいのが現状である。しかし、口腔内スキャナーなどからデータをいただき、どのように製作しようかと困ってしまうことも多い。弊社においては、いただいたデータからⅠ級インレーのデータを作成し、3Dプリンターにてバーンアウトできる樹脂で出力したり、切削加工機にてワックスディスクから削り出してプレスセラミックスのショットタイプで対応しているのが現状である（図15）。このあたりにおいても、今後対応できるようになることを期待したいところである。

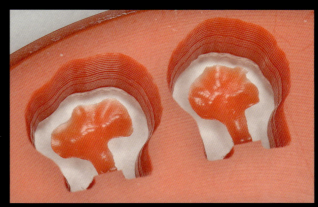

図15　切削加工機にて、バーンアウトできるワックスディスクから削り出されたⅠ級インレー。この後、スプルーイングされ、埋没後、プレスセラミックスにてショットされることとなる。

おわりに

口腔内スキャナーでの臨床検証は始まったばかりであり、今後さまざまな報告がされてくるであろう。近い将来、現状での印象採得や咬合採得がすべて口腔内スキャナーに代わり、デジタルにてすべての仕事を通してできる日もそう遠くではないであろう。補綴装置製作においても、シンプルな材料を使い、シンプルな作業工程で完成させる流れになりつつあり、今回特集したようなモノリシックなマテリアルにて補綴装置を製作した後、ステインにて最終的な色調を調整するといった流れがますます強くなってくると思われる。今後これらにともなう機材の開発にも注目したいところである。

今回貴重な資料を提供いただきました各先生方、メーカーの方々に感謝申し上げます。また、何より時間のない中、執筆活動に時間を割いてくれ、気持ちよく協力してくれた、株式会社コアデンタルラボ横浜のスタッフにこの場を借りてお礼申し上げたい。

参考文献

1. 上村江美, 馬場一美. 口腔内スキャナーの投影法. In 草間幸夫, 武末秀剛, 佐々木英隆（編）. これからのチェアサイドCAD/CAM診療ガイド. 東京：デンタルダイヤモンド, 2017：82-85.
2. 日本デジタル歯科学会（監）. QDT別冊 デジタルデンティストリーイヤーブック2017.東京：クインテッセンス出版, 2017.
3. 北原信也, 山崎治, 瀬戸延泰, 飯島俊一. フルジルコニアはどこまで使えるか. 日本歯科評論 2016；76(12)：27-72.
4. 滝沢琢也, 田中文博, 吉岡雅史, 陸誠. 歯科技工作業のデジタル化はわれわれをどこに連れて行くのか？. QDT 2017-2018；42(9-12)-43(1-6)：100-111, 118-130, 144-156, 116-128, 138-153, 120-131, 158-171, 124-135, 130-141, 120-132.
5. 陸誠, 植松厚夫, 北原信也. 審美修復治療のマネージメント ラボにおけるCAD/CAM運用の現状（前後）. 補綴臨床 2018；51(4-5)：405-424, 515-528.
6. 白石大典, 土屋雅一（編著）. 月刊歯科技工別冊 モノリシックジルコニアのいま. 東京：医歯薬出版, 2017.
7. 可児章人. ―実践―ジルコニアの浸透ステインテクニック. 歯科技工 2019；47(1-4)：40-48, 156-166, 254-263, 388-399.
8. 滝田大地. フルジルコニアクラウン製作における審美的要素の考察. 歯科技工 2019；47(4)：356-366.

Part 2 - 臨床における勘どころを知ろう

Chapter 1　インレー／アンレー製作の勘どころ

モデルレスを見越したインレー／アンレーの製作

執筆：藤松 剛

はじめに

　インレー製作においては、クラウン製作に比べていくつか難しいポイントがある。その1つが内側性の複雑な窩洞に対して完璧なフィッティングパラメーターを探ることが難しいことである。症例ごとに異なる窩洞に対応し、調整なしで適合させるのは難易度が高い。次に、複雑な窩洞に対してデザインしたデータを完全に再現し、マージンを極薄で、かつチッピングしないようにミリングすることである。最後に、モノリシックジルコニアでは審美的に問題ないレベルまで色調的な要素を合わせにくいことが挙げられる。しかし、これらのポイントをクリアしないと口腔内スキャナーのデータにモデルレスでフィットさせることは難しい。
　フィッティングとミリングの問題に関しては、現状の石膏模型の作業においても何も考えず作業を進めていたのでは適合はしない（図1）。口腔内スキャナーのデータで行う前に、まずは現状の模型上でいかに調整のない状況までもっていけるかが重要になる。フィッティングパラメーターはある程度の適正値を掴めば症例ごとのアレンジで対応できるが、マージンを薄く削ることに関してはマシンで削れなければミリング後に調整するしかない。できればその労力は回避したいと考えていくと、ミリングマシンのパフォーマンスを最大限に引き出し、ギリギリまで攻めるためにはどうすれば良いのかを検証する必要が出てくる。

無調整にするための適正値を探る

　筆者はマージンの厚みに関しては0.04〜0.1mmを基本設定値と考え、窩洞により設定値を変えている。窩洞形成とデザイン形態により設定値を変えないとチッピングの問題が生じる。デザインによる影響もあるので窩洞形成を見ながらミリングしやすいデザインを心掛け、マージンの厚みを設定する。フィッティングパラメーターもデフォルト値から変更しないと適合しないために適正値を探る必要があるが、インレーの場合は窩洞ごとに適正値を微調整する必要があり、この際に培った経験値がモデルレスに対応するための絶対条件になる。
　弊社ではパラメーターのセメント間隙を少なくして追加のセメント間隙を増やしてマージンラインまでの距離を減らし、ドリル半径を調節して適正値をマニュアル化することで調整なしで適合させることができている（図2）。しかし、ミリングマシンが変われば適正値も変わることも考慮しなければいけない。

ジルコニアディスクの選択

　日常臨床で口腔内スキャナーのデータが徐々に増えつつある中、これに対応するための準備を進めるためにはディスクの選択も重要になる。弊社では5Y-TZPのDDCubeX²（Dental Direkt，大信貿易）を使用することが多い。症例にもよるが、ある程度の透過度が欲しいが

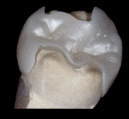

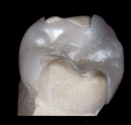

図1 a、b　現状の石膏模型の作業でも何も考えずに作業を進めるとインレーは適合しない。

図2a〜d 弊社ではパラメーターのセメント間隙を少なくして追加のセメント間隙を増やしてマージンラインまでの距離を減らし、ドリル半径を調節して適正値をマニュアル化することで調整なしで適合させることができている。

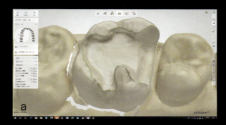
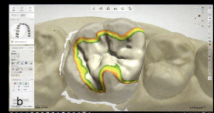
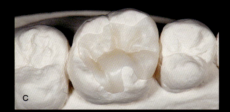
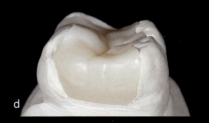

図3a〜d ジルコニアディスクはDDCubeX^{2}を使用することが多い。インレーにおける色調のマッチングは、ニケイ酸リチウムやポーセレンレイヤリングに比べると特に厳しいものがあるが、それでも従来の白く不透明なジルコニアと比較すると適応しやすくなった。

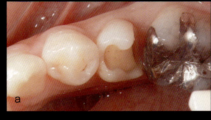
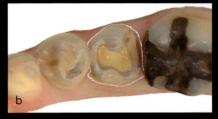
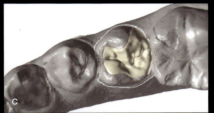
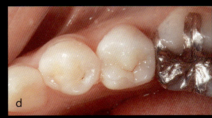

透明過ぎると暗くなり過ぎるため、注意が必要である。ニケイ酸リチウムやポーセレンレイヤリングに比べるとインレーの症例は特に色調のマッチングの難易度は高い。だが、それでも従来の白く不透明なジルコニアから比較すると、現状のラインナップになったことで適応しやすくなったと言える（図3）。ただし、5Y-TZPに分類されるディスクの取り扱いには注意が必要である。透過度においては有利になる症例も多いが、ミリング時のチッピングのリスクや浸透系カラーリキッド使用時の浸透率、発色の違い等を理解した上で使用する必要がある。

モデルレスのシミュレーションをしておくことが重要

モデルレスのインレーの症例では、デザインでコンタクトをジャストで設計してもネスティングの際、コネクターを立てる場所に悩むことがある。隣接面の面積にもよるが、コンタクトポイントにコネクターを立ててしまうとジャストの感覚に狂いが生じることもある。模型での確認ができないので日頃から模型のあるケースでコネクターをコンタクトに立てた場合のシミュレーションを行って感覚を掴んでおくことをお勧めする。すべてのケースがモデルレスにならなかったとしても、モデルレスで仕上げるシミュレーションをしておくことで、日常の模型上の作業がより精密になり、時間の短縮にも繋がるであろう。特にインレーは気を使うポイントが多いが、デザイン、フィッティングパラメーター、ミリングにおける工程で細心の注意を払い検証することで、適合等のストレスを解消できる。今後もインレー／アンレーのオーダーは増えると予想されるため、クリアしておくべき重要な要素となる。

Part. 2 - 臨床における勘どころを知ろう

Chapter 2　臼歯部クラウン製作の勘どころ

シェードなし研磨仕上げと
シェード写真ありステイン／グレーズ仕上げ

執筆：加藤尚則

はじめに

　モノリシックジルコニアクラウン製作において、臼歯部は色調よりも強度と機能性が優先される印象がある。昨今、さまざまな種類のマルチレイヤードジルコニアディスクが発売されている中でも、歯科医師からはもっとも強度の高いジルコニアで製作して欲しいとの指示が多い。
　また、仕上げは研磨仕上げ、咬合面のみ研磨仕上げ、グレーズ仕上げ、ステイン／グレーズ仕上げとさまざまな指示があり、色調に関してもシェード写真なし、シェード写真ありのケースが混在し、一言でモノリシックジルコニアクラウンと言っても求められる補綴物が違うため、ポーセレンを築盛したクラウンとはまた違った難しさがある。
　本稿ではシェード指定（シェード写真なし）で研磨仕上げのケースと、シェード写真ありでステイン／グレーズ仕上げの2つのケースを紹介したい。

Case1　指定シェードA2　研磨仕上げ（シェード写真なし）

　スキャン、モデリングまでの作業において、通常の模型をスキャンする場合と光学印象（口腔内スキャナー）のデータによる場合に分かれている。現状では多数歯製作にはワックスアップ後にダブルスキャンしているが、将来的にはすべてモデリングのみで作業したいと考えている（図1）。
　図3aはCase1の模型をスキャンしたデータでのモデリング。図3bは他ケースの口腔内スキャナーによるSTLデータでのモデリング画像。後者においては模型がない状態で完成させる必要があることからコンタクトポイントや咬合接触点などは過補償するため、接触とスムージングの数値を変化させている。

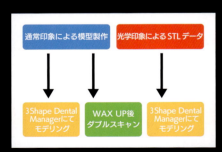

図1　現在は多数歯の場合にはワックスアップ後にダブルスキャンを行っているが、将来的にはすべてモデリングで作業したいと考えている。

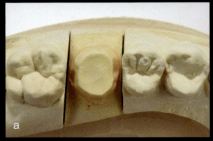 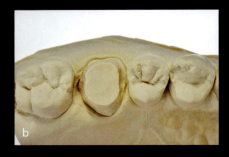

図2a、b　本ケースの模型。

Chapter 2　臼歯部クラウン製作の勘どころ

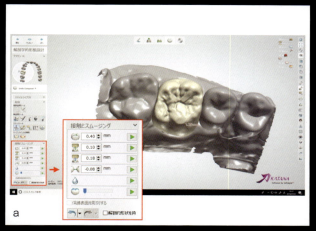 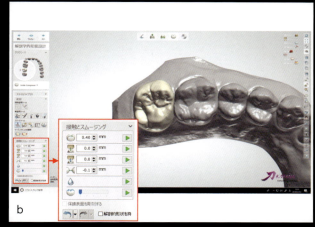

図3a、b　a：本ケースのモデリング。b：口腔内スキャナーのSTLデータからモデリング（参考症例）。口腔内スキャナーのデータの場合は模型がない状態で完成させる必要があることからコンタクトポイントや咬合接触点などは過補償するため、接触とスムージングの数値を変化させている。

ディスク選択

　咬合面のクリアランスは十分あるがマージン幅が少ないケースであり、また歯科医師の強度を優先して欲しいという指示もあり、クラレノリタケデンタルKATNANA ML 高強度PSZ（M4Y）を選択した。

色調選択

　3種類のディスクの中から選択となる。シェードはA2指定。Part1 Chapter1 ディスク選択の勘どころではA1.5～A2はA Lightを選択となっているが、臨床においては白浮きが再製作の原因になることが多いためA Darkを選択し、ディスクの上方でミリングする設定にした（図4）。

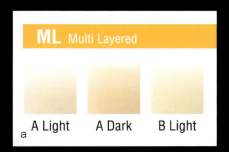 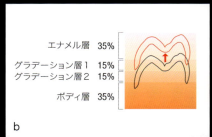

図4a、b　KATNANA MLの3種類からの選択。臨床においては白浮きが再製作の原因になることが多いためA Darkを選択し、ディスクの上方でミリングする設定にした（画像提供：クラレノリタケデンタル）。

ミリング、プレシンター、カントゥアリング

　ミリング加工終了後、細部の再現性の低い部分を調整する（図5）。

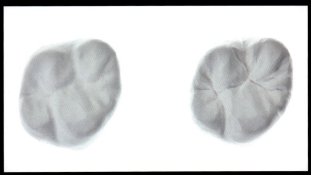

図5　左：ミリング加工終了後の状態。右：細部の再現性の低い部分を調整した状態。

Part 2 - 臨床における勘どころを知ろう

プレシンターカラーリング

KATANA ML 高強度PSZ (M4Y)を選択していること、またマージン部が薄いことから彩度が低くなる恐れがあるため、咬頭部分の白浮き軽減のために浸透系カラーリキッドを使用した(図6、7)。

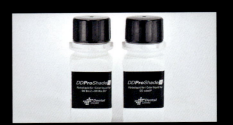

図7　現在、色調はマルチレイヤードジルコニアを使用しているので目標シェードに合うディスクを選択し、補助的な色調補正が必要な場合にDD Pro Shade Z/C(Dental Direkt，大信貿易)を使用している。本ケースには歯頚部・咬合面小窩裂溝にA2、エナメル層の部分にLight Gray、SA2を塗布した。

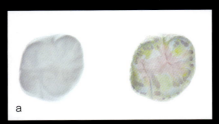 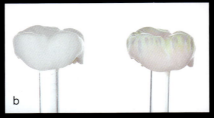

図6a、b　左：ミリング加工終了後の状態。右：カラーリキッドを筆塗りした状態。

シンタリング

浸透系カラーリキッドを使用した場合、シンタリング焼成前には乾燥が必要である。乾燥不足の場合は明度が低くなったり、シンタリングファーネスの汚染に繋がったりするので注意されたい。シンタリング後にカラーリキッドを使用していないクラウンと使用したクラウンを比較すると、カラーリキッドを使用したクラウンの艶が強く出る傾向がある(図8)。

クラレノリタケデンタルKATANA ML 高強度PSZ(M4Y)、STML高透光性PSZ(M5Y)、UTML 高透光性PSZ(M6Y)はクラウン、ベニア、インレー、アンレー症例において「ノリタケKATANA F-2N」を使用すると90分焼成が可能である(図9)。

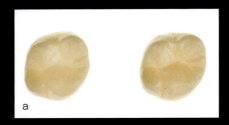 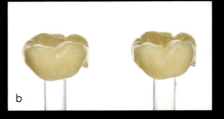

図8a、b　カラーリキッドを使用していないクラウン(左)と使用したクラウン(右)の比較。カラーリキッドを使用したクラウンの艶が強く出る傾向がある。

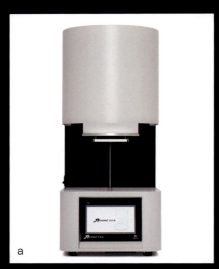 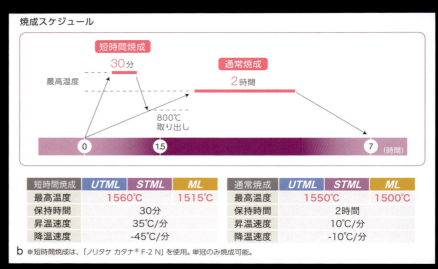

図9a、b　90分焼成が可能なノリタケKATANA F-2N(画像提供：クラレノリタケデンタル)。

研磨

ラボ内にてミリング、シンタリングした場合とデータ送信してミリングセンターに外注した場合とでは加工機が違うためか、クラウン表面に違いがある。Part 1 Chapter 6 研磨・仕上げの勘どころではミリングセンターに外注した場合の鏡面研磨のステップを示したが、ラボ内で加工した場合、カーボランダムファインHP13（松風）、セラダイヤGreen、Blue（図10、デデコ，モリタ）、パールサーフェスZ（クラレノリタケデンタル）で研磨完成できる。

KATANA ML高強度PSZ（M4Y）は研磨仕上げで目標色になるように色調設定されている。ただし、研磨によって暗く、グレージングによって明るくなることは、どのジルコニアも変わらない特性であるから注意されたい（図11）。

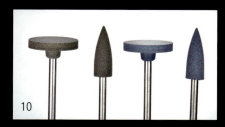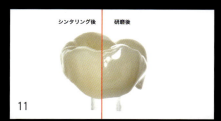

図10　セラダイヤ（デデコ，モリタ）。
図11　ジルコニアは研磨によって暗く、グレージングによって明るくなる特性がある。

完成／口腔内セット

シェード写真がなく、研磨仕上げであったため、口腔内では自然感に乏しい結果となってしまった（図12、13）。ただこの結果が決して間違いではない。モノリシックジルコニアクラウンは求められる補綴物が各々違うこと、それが明確に決まっていないことが難しいところである。

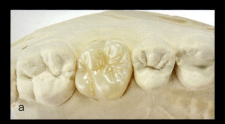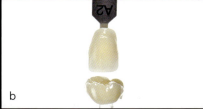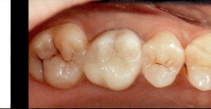

図12a、b　模型上完成。

図13　口腔内セット時（担当医：尾崎桂三先生　ゲートタワースワン歯科）。

Case 2　シェード写真ありステイン／グレーズ仕上げ

下顎両側第一大臼歯のモノリシックジルコニアクラウンで、右側第二小臼歯はニケイ酸リチウムによるインレーのケース（図14）。両方の作業効率を考慮し、通法通りのワックスアップによるダブルスキャンによって製作することとした。

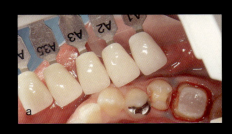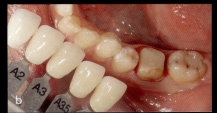

図14a、b　下顎両側第一大臼歯のモノリシックジルコニアクラウンのケース。シェード写真。

Part 2 - 臨床における勘どころを知ろう

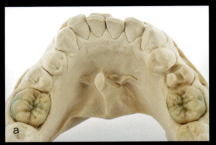
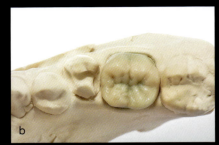
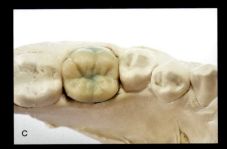

図15a〜c 右側第二小臼歯はニケイ酸リチウムによるインレーのため、両方の作業効率を考慮し、通法通りのワックスアップによるダブルスキャンを行った。

ディスク選択

クリアランスは十分にあり、色調も天然歯に合わせて欲しいとの指示があったため、KATANA STML高強度PSZ(M5Y)を選択した。

色調選択

KATANA STML高強度PSZ(M5Y)は14色から選択できる。シェード写真からベースはA3.5とし、キャラクターステインを施すこととした(図16)。

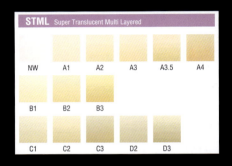

図16 クリアランスは十分にあり、色調も天然歯に合わせて欲しいとの指示があったため、KATANA STML高強度PSZ(M5Y)を選択し、色調はシェード写真からA3.5を選択した(画像提供：クラレノリタケデンタル)。

シンタリング／研磨

Case1のように、本ケースにおいてもプレシンターの状態で小窩裂溝などを調整した後にシンタシングする(図17)。

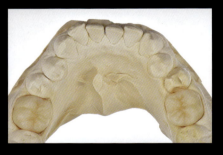

図17 プレシンターの状態で小窩裂溝などを調整した後にシンタシング。その後、調整、研磨した状態。

ステイン

クラレノリタケデンタルのセラビアンZR FCペーストステイン(図18)は、モノリシックジルコニアクラウン用に開発された商品で、透明性を上げ、広範囲に着色してもムラにならないように設計されている。そのため強い着色は表現し辛い部分があるので、その場合はクラレノリタケデンタル セラビアンZR LFインターナルステインを混合して対応している。Clear Glaze、Glaze、Valueを使用することで透明性および明度のコントロールが容易で(図19)、透明感の表現もLight Gray、Dark Gray、Grayish Blue、Blueと多彩に用意されている。

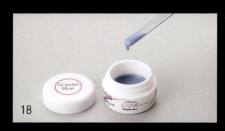
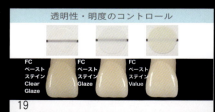

図18 セラビアンZR FCペーストステイン。
図19 Clear Glaze、Glaze、Valueを使用することで透明性および明度のコントロールが容易に行える。

Chapter 2 臼歯部クラウン製作の勘どころ

ステインの基本ステップ

ここでは、基本的なステップをCase2とは別のケースで紹介したい。グレーズを含め3回焼成で仕上げるようにしている。

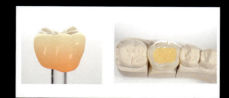
図20 まずグラデーションさせるようにベースとなる色調のステインを塗布する。ここではAプラス、CV2を混合したものを使用している。

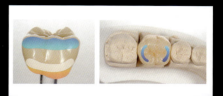
図21 焼成後、マージン部は発色が弱くなるのでCZR LF インターナルステインを混合する。最大豊隆部にはAプラス、Value、Clear Glazeを混合したもの、透明感が必要な部分にはGrayish Blueを使用している。

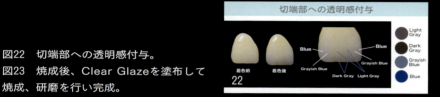
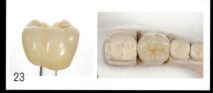
図22 切端部への透明感付与。
図23 焼成後、Clear Glazeを塗布して焼成、研磨を行い完成。

完成／口腔内セット

前述の工程をCase2でも行い、完成させた（図24）。グレーズ焼成後にはパールサーフェスC、F（クラレノリタケデンタル）で艶の調整を行っている。

図25は口腔内セット時。Case1とは異なり隣接歯の色調に調和しており、自然感のある仕上がりとなった。STML高強度PSZ（M5Y）を選択することでシェードマッチングが容易になる。しかしながら、クリアランスで絶対的な色調が決まってしまう補綴物であるため、セラミックをレイヤリングするより難しい点もあるように感じる。

弊社においても年比率で約20％受注が増加しており、今後は臼歯部補綴のスタンダードになっていくように思う。使用するジルコニアディスク、カラーリキッド、ステイン／グレーズ材の特性を熟知し、症例に合った材料・工程を選択することが肝要だと思う。

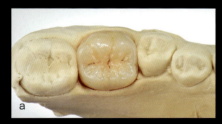
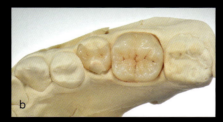
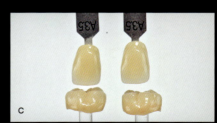
図24a〜c 完成。グレーズ焼成後にはパールサーフェスC、Fで艶の調整を行っている。

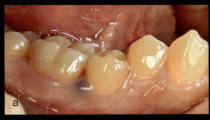
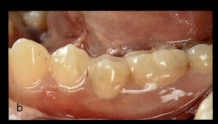
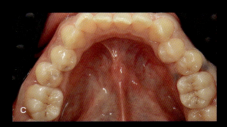
図25 a〜c 口腔内セット（担当医：阿部公成先生　ながら歯科医院）。

Part 2 - 臨床における勘どころを知ろう

Chapter 2　臼歯部クラウン製作の勘どころ

色調と適合から考える臼歯部クラウンのポイント

執筆：藤松 剛

はじめに

　臨床におけるクラウンの製作においては、スキャン、デザイン、ミリングの各々で検証を行い、それを基に工夫されたノウハウのすべてを集約した結果が補綴物となる。そこに浸透系カラーリキッドを使用したステインテクニックやシンタリングの知識を高めて応用していくことが、さらにわれわれ歯科技工士にとって日常臨床の助けとなる。その中で、デジタル化により得られる精度の安定、時間の短縮を肌で感じることのできるシステムを各々のラボで構築し実践してもらいたい。

　まずジルコニアモノリシックレストレーションの現状として、以前と大きく違うのはジルコニアディスクの色調が向上し、臨床的に扱いやすくなったことである。各メーカーからグラデーションディスクを始めとする幅広いカラーディスクがリリースされたことで、以前では考えにくかったが浸透系カラーリキッドを駆使することで前歯部にもアプローチしやすくなった。

それがゆえに歯科医師からの要望も増え、同時にクオリティ面での要求も上がったと感じる。そこで本稿では、筆者の考えるモノリシックジルコニア補綴物におけるポイントを紹介したい。

Brush on techniqueとCombination technique

　モノリシックジルコニアにおいて、最終的な仕上げはエクスターナルステインを施してグレーズ仕上げにするか、研磨仕上げにするかのどちらかになると思う。しかし臼歯部の場合は咬合面に対する咬合調整が行われると、ステインが剥がれて下地のディスクの色が露出してしまうこともある。図1のように、咬頭付近を調整してステインが剥がれてしまうことを懸念する歯科医師も少なくない。これは、われわれ歯科技工士にとっても頭を悩ます要因ではないだろうか。そこで筆者はこのような問題に対し、浸透系カラーリキッドを使用することで臼歯部の咬合面に極力エクスターナル

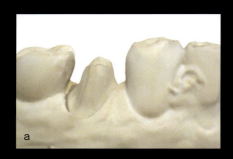
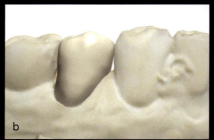
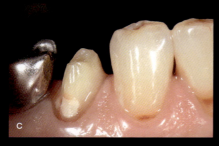
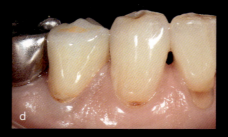

図1a〜d　臼歯部の場合、口腔内での咬合調整が行われると、ステインが剥がれてしまい、下地のディスクの色が露出してしまう。

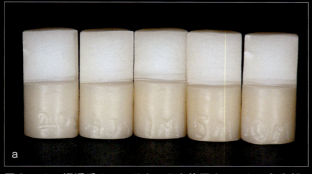 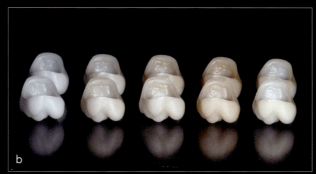

図2a、b 浸透系カラーリキッドを使用することで臼歯部の咬合面に極力エクスターナルステインをせずに仕上げることができないかと考え、さまざまなカラーリキッドを使用し、どの程度の深度まで色が入るのかの検証を行った。

ステインをせずに仕上げることができないかと考え、さまざまなカラーリキッドを使用して検証を行った（図2）。浸透系カラーリキッドもディスクとの相性の問題や発色の強弱の問題、ディスクのもつ透明度・強度に影響を及ぼす問題などの課題があるので、ディスク自体の色調とエクスターナルステインと浸透系カラーリキッドをバランス良く使用することをお勧めしたい。

筆者は浸透系カラーリキッドの臨床応用の手法として、Dipping technique、Brush on technique、Combination techniqueに分類し、弊社ではBrush on techniqueとCombination techniqueをメインに行っている。Dipping technique はディッピングのみ、Brush on techniqueは筆で塗る作業のみ、Combination techniqueとはディッピングと筆の両方を駆使する手法である。基本的にはディスク自体の色調を活かし、筆塗りのみでシンプルな作業で仕上げることが多いが、ベースの色調をブレンドするようなケースや、カラーディスクのラインナップにないシェードなどはCombination techniqueで対応している。Brush on techniqueでベース色を筆塗りで付与しようと思うと、特に発色の強いリキッドを使用すると術者による個人差が出やすい。そのためベースの色調に関しては歯頸部から3分の2あたりまでディッピングを行うCombination techniqueを用いている。これは、ラボとして考える中で、デジタルの作業と同様に個人差が出にくい手法をシステム化していくことが重要であり、ベースの色調に関しては徹底した安定度が必要だと考えているからである。したがってディスク自体の色調がそのまま使用できるのであれば、それを用いてシンプルな作業を行うのがベストだと考えている。

図3ではBrush on technique、図4でCombination techniqueを紹介する。なお、使用しているのはDDシステム（Dental Direkt，大信貿易）のカラーリキッドである。Combination techniqueの図4a、bで用いているのがDDシステムのカラーリキッドのラインナップにあるSOというマスキングに使用できるリキッドである。予めSOを塗っておくとディッピングした際にディッピングリキッドが浸透しないという特性があるため、咬合面や咬頭付近のベース色を浸透させたくない部分に塗布しておくとディッピングにより単色になることを防ぐことができる。ディッピング自体も歯頸部と全体の2回に分けて浸漬時間を変えて行うとグラデーションをつけることができる（図4c）。その後一度乾燥させることでSOを塗布していた部分にリキッドを浸透させることができるようになるので、部分的に筆でリキッドを塗布していく（図4d、e）。Brush on techniqueに比べて多少の時間を要するが、ディスクのベース色がそのまま活かせないケースに関してはディッピング時間をコントロールすることでベース色を安定させることができる。

色調に関してはカラーリングの手法以外に、浸透度合いも重要である。図1にもあるように浅い層しか浸透していないと、咬合調整中に下地が出てくる可能性がある。そのため浸透度合いのコントロールが重要になる。

Part 2 - 臨床における勘どころを知ろう

Brush on technique

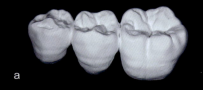
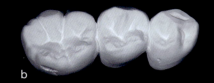

図3a、b　ミリング後の状態。

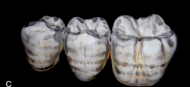
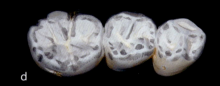

図3c、d　Blue、Graphite、Dark Brown、Yellow、Varioを塗布した状態。Varioは希釈材と混ぜることで色調をコントロール可能である。

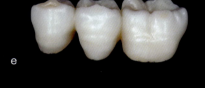
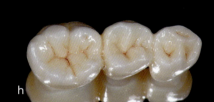

図3e、f　シンタリング後。

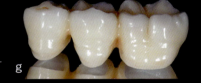

図3g、h　エクスターナルステイン後、完成した状態。

Combination technique

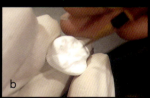

図4a、b　予めSOを塗っておくとディッピングした際にディッピングリキッドが浸透しないという特性がある。咬合面や咬頭付近のベース色を浸透させたくない部分に塗布しておくとディッピングにより単色になることを防ぐことができる。

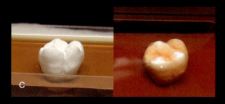
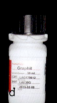
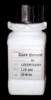
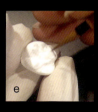

図4c　ディッピングは歯頸部と全体の2回に分けて浸漬時間を変えて行うことで、グラデーションをつけることができる。

図4d、e　その後一度乾燥させることでSOを塗布していた部分にリキッドを浸透させることができるようになるので、部分的に筆でリキッドを塗布していく。

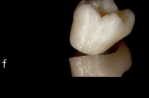

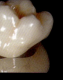
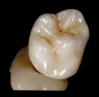

図4f、g　シンタリング後。

図4h、i　エクスターナルステイン後、完成した状態。

調整時間を少なくするために

　クラウンのシンタリング後は咬合が高くなる傾向があるため、高くならないデザインを心掛ける必要もある。浸透度合いをコントロールすることで、極端に高くならなければ下地が出てくる心配はなくなるが、ラボサイドの作業における咬合器上での調整時間も極力少なくしたい。いつも安定して焼結後のクラウンの咬合が合っていることが望ましく、デザインした術者による個人差も出にくいシステムを作るべきである。そのためには感覚的な要素に頼らず、数値でマニュアルを作ることをお勧めする。デザイン画面上でジャストに咬合しているポイントが残るとシンタリング後は必ず高くなるので、メモリ（3Shapeの場合、CADソフトの「彫刻」→「単歯用ツール」→「個別変形」を選択）を用いて適正値に下げることである程度安定した高さでデザインデータを作成することができる（図5）。この際の適正値はミリングマシンによっても変わるので自社のシステムでの適正値を探らなければいけない。また、研磨仕上げのケースとグレーズ仕上げのケースでも適正数値が異なる。このように多少の工夫で焼結後のジルコニアを調整する時間を最小限に抑えることができる。

　フィットに関しては徹底した管理が必要である（図6）。臨床上、インプラントのような既製品にフィットさせる場合は管理しやすいが、天然歯の支台歯のように多種多様なシチュエーションに対応する場合は、徹底した検証はもちろんのこと臨床ケースでフィットにばらつきが出た時にパラメーターを変更して再ミリングするぐらいの追求をすることをお勧めする。そこで掴める感覚をデータ化することが、結果的にフィッティングパラメーターの適正値をマニュアル化するための近道になる。まずはどの数値を変えればどういう効果があるのかを知るところから検証を始めると必ず臨床の助けとなる（図7）。現状の臨床において口腔内スキャナーのデータをモデルレスで製作して欲しいという依頼がきても対応できる準備をしておくことが必要で、それがフィットに関しては第一関門と考えて良いだろう。

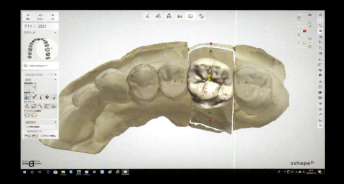

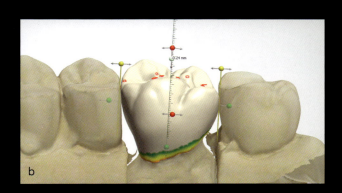

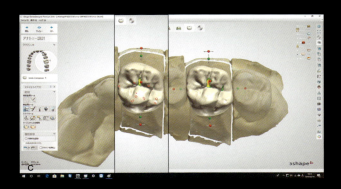

図5a〜c　デザイン画面上でジャストに咬合しているポイントが残るとシンタリング後は必ず高くなるので、メモリ（3Shapeの場合、CADソフトの「彫刻」→「単歯用ツール」→「個別変形」を選択）を用いて適正値に下げることである程度安定した高さでデザインデータを作成することができる。

Part 2 - 臨床における勘どころを知ろう

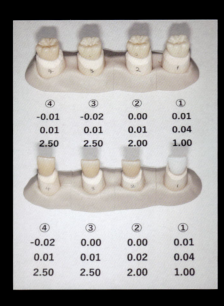

図6 フィットに関しては徹底した管理が必要である。臨床ケースでフィットにばらつきが出た時にパラメーターを変更して再ミリングするぐらいの追求をすることをお勧めする。そこで掴める感覚をデータ化することが、結果的にフィッティングパラメーターの適正値をマニュアル化するための近道になる。

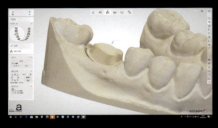
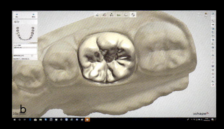
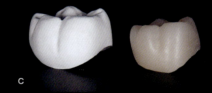
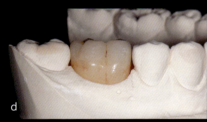
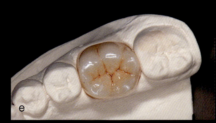
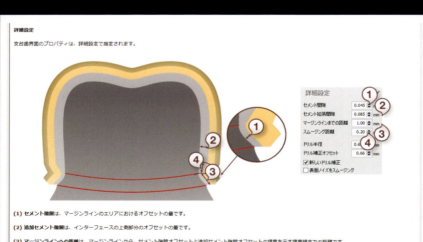

図7a〜f 本症例へのアプローチは、弊社のミリングマシンの場合、フィッティングパラメーターをセメント間隙は0mm、追加のセメント間隙0.026mm、マージンラインまでの距離を2.00mm、スムージング距離は0.20mmに調整する。各詳細設定はfを参照してもらいたい。

実際の臨床ケース
Case 1

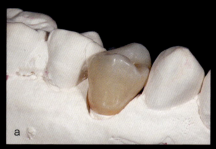
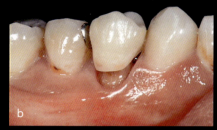
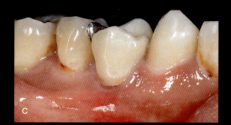

図8a〜c　DDBioZX^2（3Y-TZP-LA）を使用して製作。

Case 2

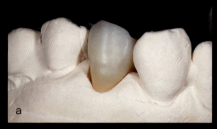
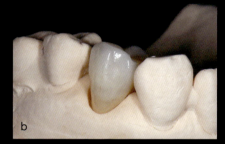
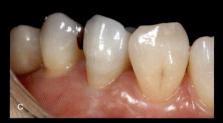

図9a〜c　DDCubeX^2（5Y-TZP）を使用して製作。

Case 3

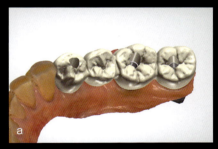
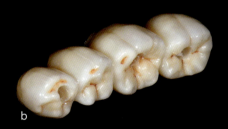
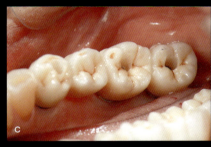

図10a〜c　DDCubeONE ML（4Y-TZP）を使用して製作。本ケースは口腔内スキャナー（TRIOS、3Shape）のデータを用いてモデルレスで製作している。

おわりに

　デジタルテクノロジーが年々進化していく中、日常臨床は大きく変化していくが、さまざまな検証が必要なことは従来の歯科技工と変わらない。デジタルテクノロジーを正しく応用することでわれわれ歯科技工士にとって素晴らしい恩恵が得られると期待しつつ、従来のテクニックと上手く融合できるようにデジタル・アナログ両方の追求をしていきたいと思う。

Part 2 - 臨床における勘どころを知ろう

Chapter 3　前歯部クラウン製作の勘どころ

多数歯／少数歯における 前歯部モノリシッククラウン製作の勘どころ

執筆：枝川智之

はじめに

　モノリシックジルコニア修復物製作において、前歯部は多数歯と少数歯製作に分けて考える必要がある。少数歯製作においては、隣在歯があることにより目標の基準が作りやすいため、製作にあたっての要点は色調や形態が中心となる。しかし多数歯においては歯軸や歯冠長、幅径など模型上での決定は難しい。レイヤリング法とは違い、モノリシックジルコニアでは歯軸の修正は容易ではなく、始めからやり直しを余儀なくされる。本項では多数歯と少数歯の要点と勘どころを分けて説明したい。

多数歯における勘どころ

　多数歯においての歯軸の決定は、①顔貌の評価、②口唇と歯の関係、③歯列の評価、④歯の評価の順で決めることから、顔貌の画像は不可欠となる（図1）。
　多数歯製作においては、細かな形態よりも歯軸、歯冠長、歯冠幅径、反対側歯牙の隆線の対称性などを重要視する。歯牙の細かな特徴などは加工時に再現されにくいため、セミシンター時にカントゥアリングで付与する（図3）。また、ワックスで一度加工して修正した後にダブルスキャンを行う方法もあるが、臨床的には工程が増えることを考えるとモデリングのみで作業を進めたいところである。

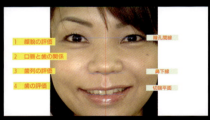

図1　多数歯においての歯軸の決定は、①顔貌の評価、②口唇と歯の関係、③歯列の評価、④歯の評価の順で決めることから顔貌の画像は不可欠となる。

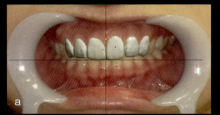

図2a、b　近年、スマイルデザインを用いて顔貌画像とSTLを重ね合わせて画像上でモデリングができることで、歯軸や歯冠長などの基準を作りやすくなっている。またプロビジョナルレストレーションが装着された模型をモデルスキャンすることで、モデリングをする時の基準ともなる。

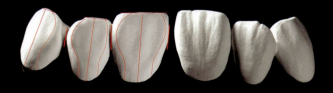

図3　削り出されたジルコニアクラウンは、20％程大きくなっているので作業用模型には戻らない。なんの基準もないままカントゥアリングを行えばバランスが崩れてしまう。
左：モデリング後、削り出された状態。この後のカントゥアリング工程を考えると、モデリング時に抑えておくポイントとして述べた歯軸、歯冠長、歯冠幅径、反対側歯牙の隆線の対称性を重要視しておくことが大切と考えている。
右：カントゥアリングが終了した状態。抑えるべきポイントの基準をもとにカントゥアリングすることでシンタリング後に模型に戻した時に最終的な形態とのズレを少なくできる。

Chapter 3 前歯部クラウン製作の勘どころ

微調整の修正方法と注意点

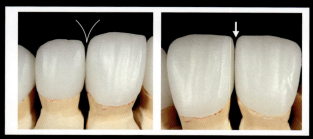

図4 微調整の修正方法。基準ラインを設けてカントゥアリングしても、不足部分は出てしまう。特に単冠などのケースではエンブレジャーやコンタクト、豊隆などの微調整は必要となる。このような箇所はステイン・グレーズ前に修正しておきたい。

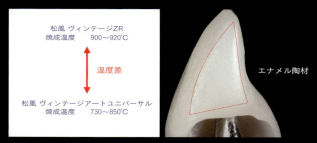

図5 微調整はジルコニア用の陶材を使用する。修正が必要な箇所に適量を焼成する。松風ヴィンテージZRの焼成温度は、900〜920℃、ヴィンテージアートユニバーサルステインの焼成温度は730〜850℃。この温度差があることで、この後のステイン・グレーズでは陶材に垂れたりする影響が出ない。

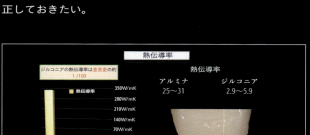
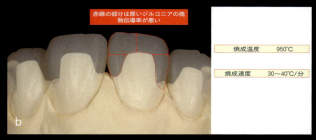

図6a、b ジルコニアの熱伝導率は金合金と比較して約1/100、アルミナと比べても1/10である。まして、モノリシッククラウンともなると肉厚なジルコニアの部分が多くなり、ますます熱は伝わりにくくなる。このことを理解した上で、焼成温度と焼成速度を設定しなければならない。筆者は熱が伝わらず焼き付け強度が落ちることがないように考え、焼成スケジュールを設定している。焼成速度は30〜40℃／分、焼成温度は通常より高めの950℃以上とし、係留時間も長めに設定している。

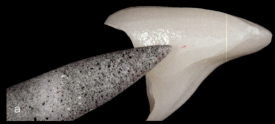

図7a、b 焼成後の調整は、粒度の細かい松風カーボランダムファインや松風PZRを使用して調整する。調整終了後、サンドブラスト処理と超音波洗浄をした後にステイン作業に進む。

ステイン焼成の注意点

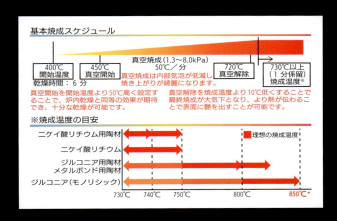

図8 松風ユニバーサルステインは、二ケイ酸リチウムからモノリシックジルコニアまで幅広く使用できるが、焼成時に材料によって熱が伝わらず適正温度で焼成できていないこともあるので、使用する材料によって温度を変える必要がある。図の焼成温度の目安を参照していただきたい。

125

Part 2 - 臨床における勘どころを知ろう

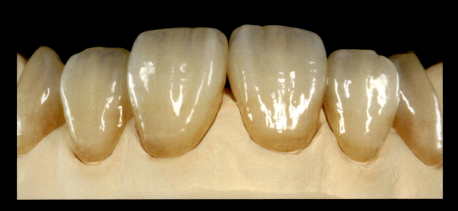

図9 ステイン、グレーズ完成。Part1 Chapter5 エクスターナルステインの勘どころで説明した手順に沿って製作した。焼成回数は4回である。多数歯のステインの要点は、部位による歯牙の特徴を表現して、対比とコントラストを活かして全体的に単調にならないよう心がけることである。

少数歯における勘どころ

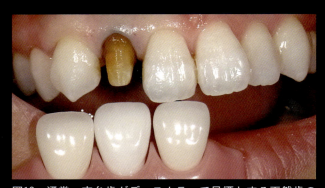

図10 通常、支台歯がディスカラーで目標とする天然歯の明度が高いような症例はモノリシックジルコニアには不向きなケースであるが、少数歯製作において抑えるべきポイントが多いことからこのケースで説明していきたい。

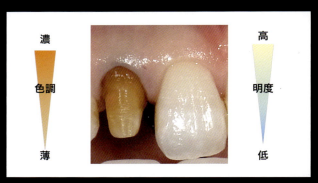

図11 支台歯がディスカラーで特に歯頚部の色調が濃いのに対して、隣在歯の明度が非常に高い。このようなケースの場合のジルコニアディスク選択では、下地を少しでも遮蔽できる松風ディスクZR-SSカラード：TZP(3Y)を選択したいが、切縁の透明感の表現には向いていない。このことから、通常であれば混合組成積層型TZP-PSZ(松風ディスクZRルーセント スープラ)を選択したいところだが、本ケースを製作した時期に松風ディスクZRルーセント スープラが販売していなかったことから、ZRルーセントFA パールホワイト：高透光性PSZジルコニア(5Y)を選択した。

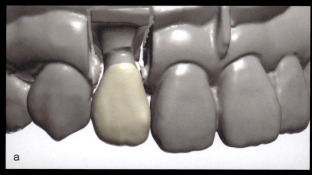

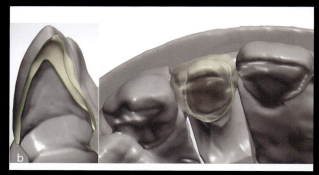

図12a、b 歯列に沿ってモデリングすると、唇側のクリアランスがあまりないことが確認できる。高透光性のZRルーセントFAのパールホワイトを選択していることから、このままではディスカラー支台歯の色が強く影響することが予測される。

Chapter 3　前歯部クラウン製作の勘どころ

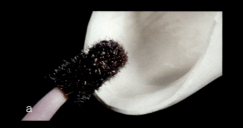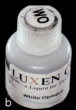

図13a、b　ZRルーセントFA 高透光性PSZジルコニア（5Y）を選択したことからディスカラー支台歯の影響を受ける。表面にレイヤリングするケースであれば唇側にマスキング処理ができるのだが、モノリシックジルコニアではその方法は選択できない。このため、Part1 Chapter4 浸透系カラーリキッドの勘どころで説明したようにLuxenジルコニアカラーリキッド（ジオメディ）のホワイトオペークを使用する。

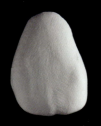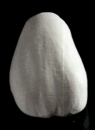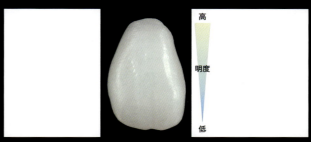

図14　左：削り出し加工終了時の状態では表面性状までは表現できていない。右：カントゥアリング終了。表面性状は隣在歯を参考に少し強めにつけておく。

図15　浸透系カラーリキッドのホワイトオペークを使用したことで、歯頸部から中央部にかけて明度が高くなったことが確認できる。この時にワックス支台を製作して遮蔽度合いの確認をしておくことが重要である。

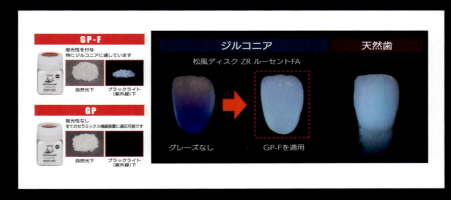

図16　グレージングパウダー（以下GP）はGP（蛍光性なし）とGP-F（蛍光性あり）の2種類から選択できる。GP-Fを使用することで蛍光性を付与することも可能なことから用途によって選択する。蛍光性は焼成温度850℃より高い温度で焼成すると蛍光性の低減があるため注意が必要である。

切縁の色調表現

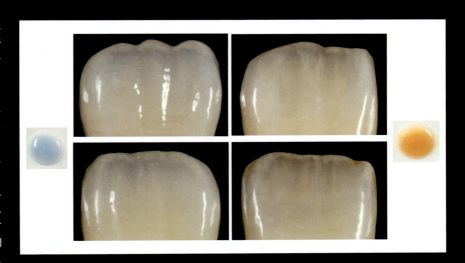

図17　切縁の色表現。天然歯の切縁部エナメルを観察すると、エナメルの色は青みのあるエナメル色かオレンジ色のエナメル色に分けられる。青みのあるエナメル色の表現は、Part1 Chapter5 エクスターナルステインの勘どころで説明したようにGPとブルーステインを混ぜることで表現できる。オレンジ色のエナメルの表現は、Step2までは同じようにGPとブルーステインを混ぜて使うが、Step3から切縁部付近のオレンジ色のエナメルを表現したいエリアにはGPとステインのオレンジを混ぜたものを塗布する。Step2までブルーを使うことで色調の深みと、Step3からオレンジを使うことによってエナメル色の変化と複雑さが簡単に表現できる。

Part 2 - 臨床における勘どころを知ろう

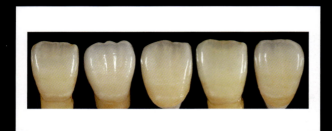

図18 松風ZRルーセントFAを使用して、さまざまな色調を表現したサンプル。視覚的な色の深みと光の反射・吸収を上手く使うことで効果的な対比が生まれ色調に深みが表現されている。

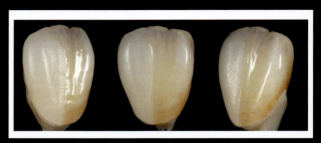

図19 深みのある色調が表現されていると、グレージングが厚いように思われるかもしれないが、実は薄い層で表現している。モノリシックジルコニアに半分のみステインしてGPを施したサンプルを見ると、境に段差があまりないことが確認できる。

厚みの検証

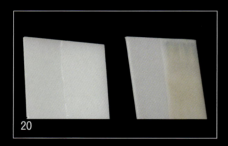

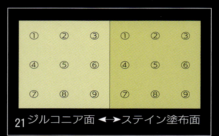

図20 厚みの検証。0.5mmのジルコニアの板を作りサンプルと同じ工程と焼成回数でステインとGPを焼き付け、厚塗りと薄塗りの試験体を製作した。測定方法は、試験体の断面をマイクロメーターで9点測定し、厚みの平均値を出した。
図21 厚塗り、薄塗りのそれぞれの試験体のマイクロメーター測定箇所。

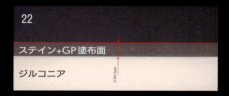

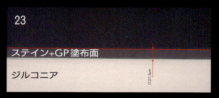

図22 ステイン＋GP厚塗り面の切断側面写真（画像提供：松風研究開発）。
図23 ステイン＋GP薄塗り面の切断側面写真（画像提供：松風研究開発）。

モノリシックをステインとGPで製作時に、色の深みを表現したい隆線や切縁付近は厚塗りになる傾向があり、逆に唇側面溝や凹面などは薄塗りすることでGPが溜まらずにセミシンター時に付けた表面性状を残すことができる。このことから試験体を製作し、厚塗りと薄塗りの厚みがどれぐらいかを計測した。厚塗りと薄塗り試験体のステイン＋GPの平均値は、厚塗り：平均厚さ＝58μm、薄塗り：平均厚さ＝37μmであった。

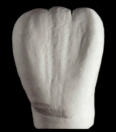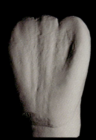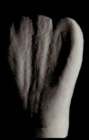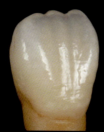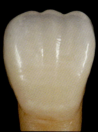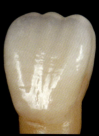

図24 サンプル。唇側面はGPを薄い層にして完成できるため、セミシンター時にカントゥアリングで付けた表面性状が残っているのが確認できる。また、隆線や切縁は深みを表現するためにGPをほんの少し厚めに塗布することで、天然歯のような滑らかな性状となっている。基本的にこの後は表面性状をつけたりはせずにグレーズ焼成したままである。臨床では、必要であれば多少研磨をして終了となる。

Chapter 3 前歯部クラウン製作の勘どころ

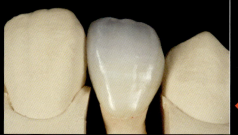
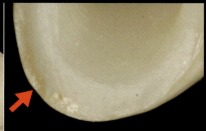

図25 説明した工程を行い、臨床ケースを仕上げた。焼成回数3回で完成。臨床では、内面にステインやGPが入ることがあり、不適合の原因となるのでサンドブラストにて除去しておくことが重要である。

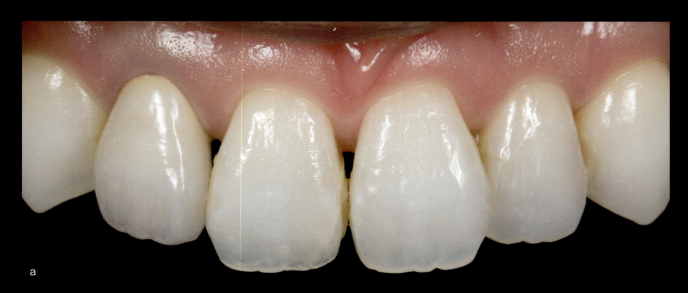

a

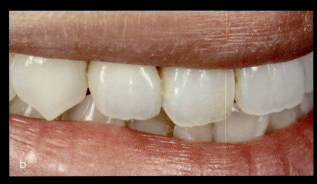
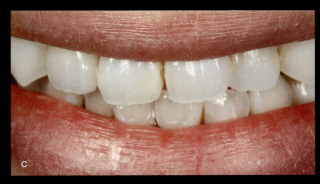

b　　　　　　　　　　　　　　　　　　c

図26a〜c　口腔内セット（画像提供：河本清司先生　青葉歯科医院）。歯頸部から中央にかけてディスカラーの支台歯色に対してホワイトオペークを使うことで上手く遮蔽でき、明度の高い隣接歯の色調に調和している。高透光性ZRルーセントFAを選択することで切縁の透明感の表現も天然歯と比べて遜色はない。今回のようなケースは、本来、モノリシックジルコニアの適応症例ではなくモノリシックで製作する場合レイヤリングと同じかそれ以上に難易度が高い。ただ、今後このような製作方法がスタンダートとなる時代も近いのではないかとも考えている。工程ごとに使用する材料をよく理解して使用することが重要ではないかと改めて思う。

参考文献

1. 齊木好太郎, 増田長次郎, 小田中康裕, 内藤孝雄(編). 歯科技工別冊　前歯部審美技工テクニカルガイド　6前歯の"見せ方"を変える, 形態と色彩のアイデアと工夫. 東京：医歯薬出版, 2011.

2. 山本眞, 西村好美, 大畠一成. Procera CAD/CAMコーピングへのVintage AL基本築盛ステップ—若年代・中年代・老年代—. QDT 2004；29(3)：42-60.

3. 伴 清治. 歯科用ジルコニアの材料科学入門　第1〜7回. 補綴臨床 2013-2014；46(4-6)-47(1-4)：373-391, 534-549, 632-645, 90-105, 207-221, 330-341, 444-455.

4. 滝沢琢也, 田中文博, 吉岡雅史, 陸誠. 歯科技工作業のデジタル化はわれわれをどこに連れて行くのか？. QDT 2017-2018；42(9-12)-43(1-6)：100-111, 118-130, 144-156, 116-128, 138-153, 120-131, 158-171, 124-135, 130-141, 120-132.

Part 2 - 臨床における勘どころを知ろう

Chapter 3　前歯部クラウン製作の勘どころ

モノリシックジルコニアで色調に深みを出すためのアプローチ

執筆：鬼頭寛之

はじめに

　筆者がモノリシックジルコニアで前歯部を製作する際、特に注力しているのは色調の深みをどうやって表現するのかというところである。Part1 Chapter5 エクスターナルステインの勘どころでも述べたが、モノリシックジルコニアにおける色調構成要素は、
- ジルコニアの素材の色調
- 浸透系カラーリキッドの色調
- ステイン材の色調

の3つであり、臨床においてはここに支台歯の色調の影響も加わる。そのため、モノリシックジルコニアクラウンはポーセレンを立体的に築盛して色調を表現できるレイヤリングクラウンと比較して色の深みを表現することが難しい。
　本稿では実際の臨床例（図1）の流れを追いながら、モノリシックジルコニアクラウンにおいて筆者がどのような考えで色調に深みを出すためのアプローチを行っているのかを紹介したい。

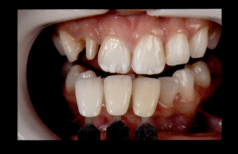

図1　シェードテイキング時。本症例の目標シェードは反対側の|2 となる。歯列全体として明度が高く、透明感も強い。1|1 は個性的な色調を有するが、|2 はシンプルな歯牙となる。

ジルコニアの色調選択におけるポイント

　筆者が前歯部のモノリシックジルコニアクラウンを製作する際には、TANAKA Enamel ZR Multi 5（ATDジャパン，日本歯科商社）を使用している。この大きな理由はマルチカラーという点にある。各メーカーから多くのマルチカラーや透過性が改善されたジルコニアディスクが販売されるようになってきている。ただし、透過性が高くなることで明度低下が起こりやすくなり、これは厚みが増すにつれてより顕著になる。そういった点を考慮して自分が使い慣れたジルコニアディスクの特徴を理解し、症例に応じて選択をしていくことが重要であると考える。

　続いて、そのディスクからどの色調を選択していくのかということになるが、ジルコニアコーピングにポーセレンを築盛する場合は明度が高いNW0.5程度のジルコニアを選択する場合が多いのではないかと考える（図2）。Part1 Chapter5 エクスターナルステインの勘どころでも述べたが、陶材を築盛する場合はジルコニアコーピングで明度を確保し、そこにポーセレンを築盛することで明度を低下させつつ彩度を付与するアプローチが一般的だからである。モノリシックジルコニアの場合でも明度が高いジルコニアを選択してそこにステインで彩度を与えて明度を低下させつつコントロールしていくという基本的な考え方は同様であり、Part1 Chapter5 エクスターナルステインの勘どころではその考え方と、それに基づくエクスターナルステイ

Chapter 3 前歯部クラウン製作の勘どころ

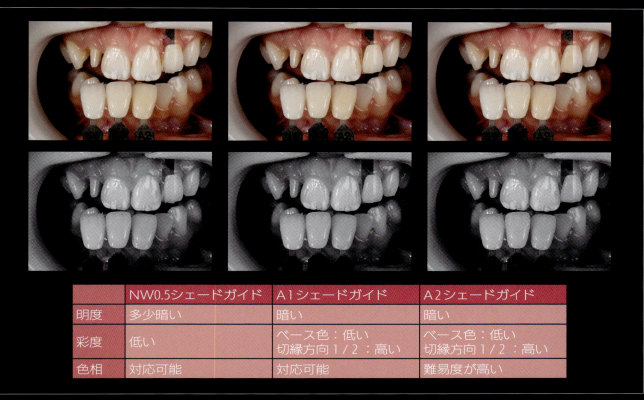

図2 シェードガイドと目標歯の比較。

ンのステップを解説した。
　ただ本症例においては、冒頭で述べたような深みのある色調を表現するために、それとは異なるアプローチを行っている。つまり明度優先でジルコニアディスクを選択しているのではなく、まずは色相を選択し、次に彩度で選択している。この彩度についても目標シェードと同等か、ワンランク彩度の高いA2のジルコニアディスクを選択した。

ジルコニアディスクを削り出した状態

　図3はローランド ディー.ジー.のDWX-52DCiを使用してジルコニアディスクを削り出した状態。細かな表面性状は付与されていないのが分かる。半焼結での表面性状の付与が理想ではあるものの、クラックなどのリスクもあることから熟練の技術が必要となるため筆者は現在では行っていない。よって筆者はこの状態でシンタリングを行う。

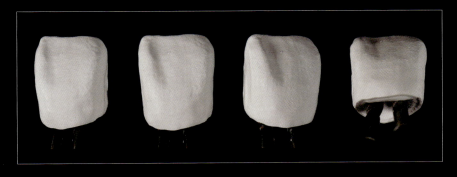

図3 削り出した後のジルコニア。表面性状は付与されていないが、クラックなどのリスクも考慮して、筆者の場合はこのままシンタリングを行う。

Part 2 - 臨床における勘どころを知ろう

ステイン前の状態

シンタリングし、面を一層整える程度の形態修正後、50μmのアルミナサンドブラスト処理を2気圧以下で行い、超音波洗浄を行った状態。歯頸部方向から切縁方向にかけて透明感のグラデーションがかかっているのがわかる。

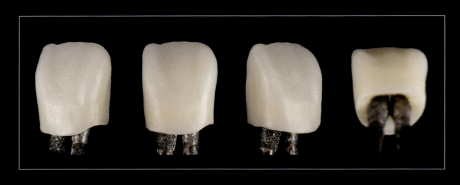

図4　シンタリングし、面を一層整える程度の形態修正後、50μmのアルミナサンドブラスト処理を2気圧以下で行い、超音波洗浄を行った状態。

ステイン材を塗布する場所と順番

平面的に塗布されるステインを擬似的に立体に感じさせるためには、色調の選択も当然ながら塗布する順番も大きく影響すると考える。なぜなら、ステインによって天然歯がもつキャラクターの深度も再現していくからである。

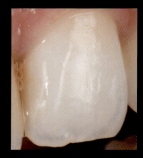

図5　目標歯の観察。

ベース色：天然歯特有の深みがある色調が観察される。表面には白く斜めがかかったような2層構造が観察される。
中央部：ベース色と同様、深部から深みがある色調が観察でき、かつ表面に近いエリアではホワイトスポットが観察される。
切縁部：中央部エリアから歯頸部方向へかけて移行的に透明層がかかっているのが確認できる。透明層の色調は明度低下が起こりやすいグレー色ではなく、若年層の歯によく観察されるブルー色である。またその上にも一層白く斜めがかかったような色調が観察される。

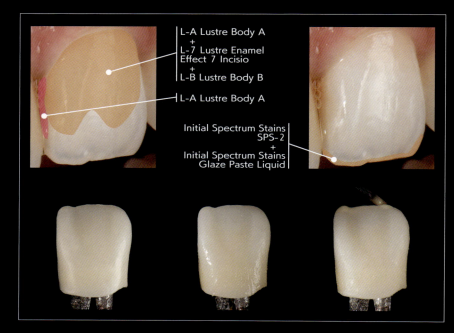

図6　ステインを塗布する場所が重ならない、近接していない場合は、製作時間を短縮する目的から同時に焼成する。また、インサイザルヘイローの表現はポーセレンワークでは最後のアプローチになるが、ステイン法にて表現する場合筆者はベース色同様早い段階で決定している。なぜならインサイザルヘイローの太さを決定した後に透明感の表現をした方が、形態と色調が一致しやすいと考えているからである。

Chapter 3 前歯部クラウン製作の勘どころ

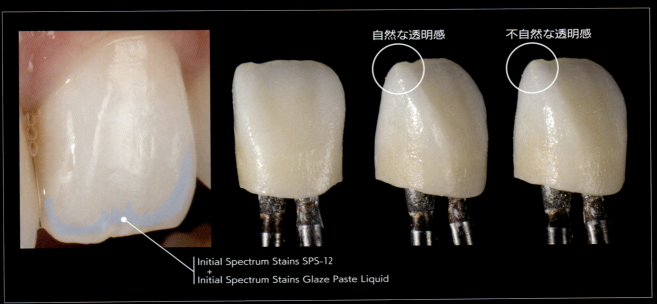

図7 透明感を表現するブルーのステインは難易度が高い。しかし、ある程度自然に見えているかを確認するポイントがある。それはステインを塗布する際に正面から塗布して確認は側方からすることである。ステイン材のポテンシャルが高くても塗り方・確認方法にて結果が大きく左右すると考える。

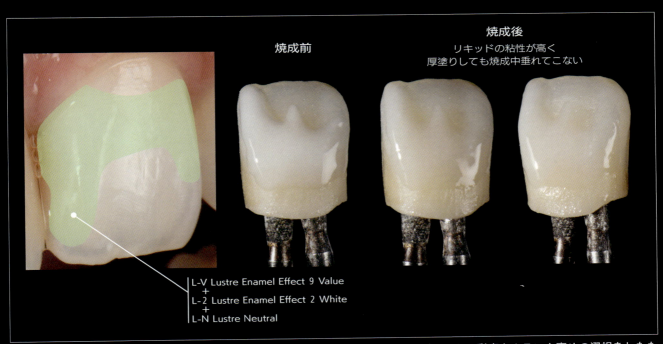

図8 ここが深みを表現するためのポイントとなる。前述したようにジルコニアディスクの彩度を1ランク高めの選択をしたため、表層に白色を表現する必要がある。しかし、ただ単に白を塗布して焼成してしまうと不透明になってしまう。ここで求められるのはポーセレンでいうエナメル陶材のような白くて透明な色調である。イニシャルIQラスターペーストはこれを表現することが可能と考える。今回はL-V：L-2：L-N＝1：1：1を塗布した。L-Nを混ぜる目的は彩度の調整のためであり、シェードに合わせて配合を変更する必要がある。

133

Part 2 - 臨床における勘どころを知ろう

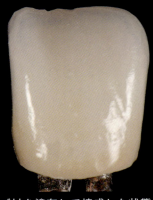

図9　グレーズ材を塗布して焼成した状態。グレーズ後の処理方法については、Part1 Chapter6 研磨・仕上げの勘どころを参考にしていただきたい。

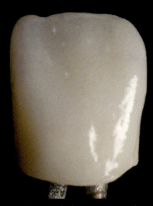

図10　イニシャルのスペクトラムステインの以前のステイン材にて透明感を表現したサンプル。ブルーのステイン材の粒子が大きく、不自然な透明感が確認できる。

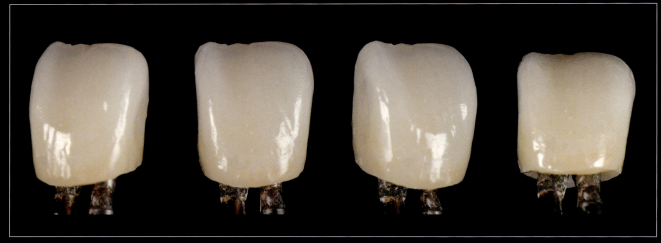

図11　口腔内試適前のモノリシックジルコニアクラウン。図10と比較してみると、自然感のある色調に見える。

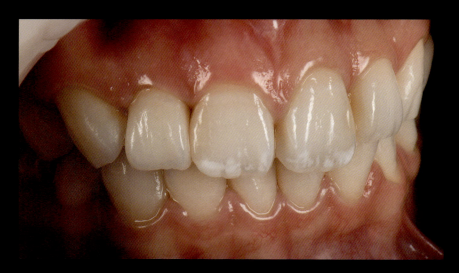

図12　口腔内試適時の状態。色調的に比較対象がない図11の状態では自然感がある色調を有していた。しかし、口腔内で至近距離にて観察すると、天然歯特有の透明感とは観察方向によって異なることが確認できる。これは平面的な色調アプローチの欠点といえるであろう。

Chapter 3 前歯部クラウン製作の勘どころ

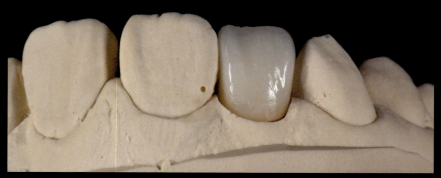

図13 模型上完成。

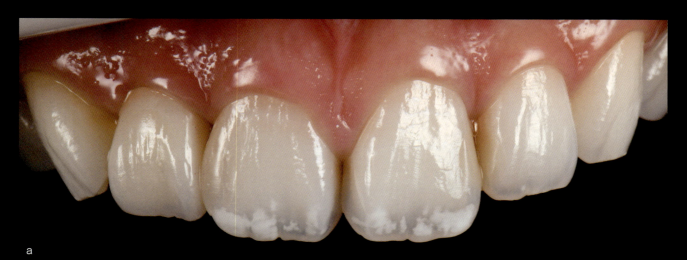

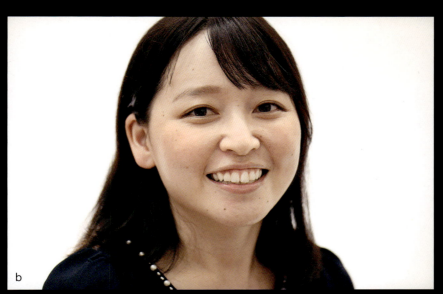

図14a、b 口腔内装着時。完璧ではないが、質感・色調的に対話距離であれば問題なく調和していると言える。

今回の執筆にあたり多大なご協力をいただきました松年歯科クリニックの高田龍彦院長をはじめ、輪田光昭先生、松瀬敏輝先生にこの場をお借りして深謝したい。

Chapter 4　インプラント上部構造製作の勘どころ

モノリシックジルコニアを
インプラント上部構造に応用する際の注意点

執筆：滝沢琢也／井出幹哉／陸 誠

はじめに

ジルコニアでの臨床応用が始まった当初は透明性のない白色であったため、審美性の問題からジルコニアのフレームに陶材を築盛して審美性を獲得していた。しかし、築盛陶材自体の強度不足や焼成スケジュールの不具合、フレームのデザインによる強度不足などから、築盛陶材の破折やジルコニアと築盛陶材の界面からの剥離などが生じるトラブルも少なくなかった（図1）。また、金属と比べて透過性のある材料であるがゆえに、チタン製アバットメントへの補綴装置においては色調のコントロールが難しいとされてきた。近年はジルコニアの透明性の向上や、ジルコニアディスクにおけるグラデーション技術も大きく進歩し、ジルコニア単体でも審美性を獲得できるモノリシックジルコニアクラウンが普及しつつある。

上部構造体の破折（トラブル）

インプラント支持の補綴装置が天然歯への補綴装置と比べてもっともトラブルが多いのは、前装陶材・レジンの破折である。特に上下顎インプラントである場合には顕著で、臨床においても問題となることが多い。また、メタルセラミッククラウンやハイブリッドレジン前装冠においては、金属フレーム部分の鋳造欠陥やろう着部分の破折などから修理に頭を悩ますことも多い。それらの中、モノリシックジルコニアクラウンで対応することによって、特に大臼歯などで問題となることが多い築盛陶材のチッピングや破折といったトラブルのリスクがかなり低くなる。また、ポーセレンを築盛するタイプと比べてジルコニアの厚みも増え、当然連結部分の面積も増えることから全体的な強度も上がる。そして何より大きいのが、これは天然歯の支台歯の話ではあるが、ポーセレンの築盛を行う補綴装置と比較して形成量も抑えられることである。

ジルコニアをインプラント上部構造に応用する際の注意点

インプラント上部構造にジルコニアを応用する場合の注意点は以下になる。
- 咬合力がかかるところは極力ジルコニア単体でカバーする設計とする
- 極力術者可撤式にしておく
- フィクスチャーの適合精度等を考慮し、チタンベース等との接着や、カスタムアバットメントにガルバノシステムなどの応用を心がける

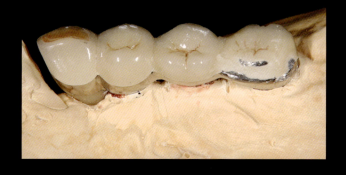

図1　口腔内で前装陶材が破折したメタルセラミッククラウンによるインプラントの上部構造。通常の金属フレームやジルコニアフレームにおいては、築盛された陶材部分での破折が高い頻度で発生する。

ジルコニアフレームのデザイン

　ジルコニアの臨床が始まった当初のようなジルコニアのコーピング全周に陶材を焼き付ける設計は避け、陶材をジルコニアに焼き付けるためのカットバックはカラードジルコニアやグラデーションタイプのジルコニアを利用し、ジルコニア単体で比較的ボディ色を表現できるようであれば切端色の部分だけ一層築盛するなど陶材築盛の範囲を最小限とすることを心がけたい（図2、3）。特に力のかかる咬合面や舌側などは、マージナルリッジや切縁までジルコニアで仕上げるようにする方がより安全である。天然歯の支台歯においても上記のようなことを心がけて設計する方が安心である。

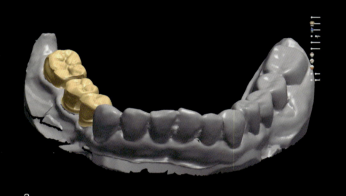
a

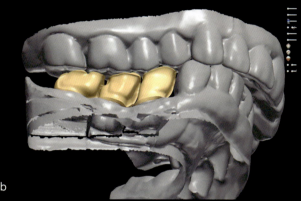
b

図2a、b　ジルコニアに専用陶材を築盛して審美性を上げてインプラント上部構造に対応する際は、咬合力がかかる咬合面や前歯舌面、ケースによっては切端部分まで極力ジルコニア単体でカバーした方が安全である。このような設計をすることにより、破折やチッピングのトラブルは少なくできる。

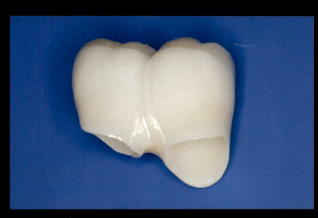

図3　審美的な要求から咬合面に陶材を築盛して対応しなければならない場合は、極力咬合面側までジルコニアを使用してしっかりサポート形状を付与したジルコニアフレームとする。

金属支台や着色歯に対するモノリシックジルコニアクラウンの厚みの注意点

　昨今、ジルコニアの透光性の改善により、モノリシックジルコニアクラウンの厚みによっては下地であるチタン製アバットメントの金属色の影響を受け、審美性に障害を与えることもある。

　モノリシックジルコニアクラウンの厚みと透光性のテスト（図4）などから、クラウンの肉厚が1.5mm以上になるような設計が必要となってくる。実際の臨床においては、アバットメントのマージン付近などではチタン製アバットメントの色調などを遮断し、審美的な色調を担保するためにセメントの色調（透過度含む）やモノリシックジルコニアクラウンへの着色、インターナルステイン等で対応していくこととなる。より審美的な上部構造を求めるのであれば、ジルコニアのワンピースおよびチタンベースを使用した2ピースのジルコニアアバットメントを製作し、モノリシックジルコニアクラウンを接着することを勧めている。

Part 2 - 臨床における勘どころを知ろう

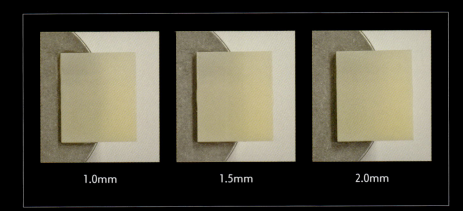

図4 チタンの板を製作した上に、ジルコニアの板を乗せて接着した試験体。ジルコニアの厚みを1mmから2mmまで、0.5mm刻みで3種類作ってみたが、1mmの厚みだとアバットメントやチタンベースの色が完全に遮断できず、1.5mmで何とか遮断できる状況である。

フィクスチャーへの適合精度等の考慮

　現実の臨床では、どのような印象方法、ろう着技術を駆使しても、作業用模型上で完成した補綴装置がまったく同じように口腔内に適合することは、まずない。しかしパッシブフィットが達成できるよう、最大限の努力は必要であろう。歯根膜をもたないインプラントへの補綴装置においては、天然歯における補綴装置より高い適合精度が必要であると言われている。適合が不十分な上部構造においては、スクリューの緩み・破折や補綴装置の破折がインプラントに影響し、骨吸収にまで及ぶこともある。特にスクリュー固定の上部構造においては、セメント固定に比べて着脱が容易な反面、不適合な部分をセメントで補正することができず、スクリュー固定で起こる上部構造内部のひずみが問題となり、上記のような事故に繋がっていく。また、ジルコニアディスクから切削加工の後、焼結時に約20%収縮する際、その収縮によりわずかな変形やひずみが残る可能性もある。特にジルコニアを利用した最終上部構造においては、模型上ですべて完成させるのではなく、チタンベース等を利用してジルコニアの上部構造とチタンベースを口腔内で接着するなど、模型上と口腔内の位置関係の誤差が補正できるような方法を取ることによって、適合の良い補綴装置を口腔内にセットすることができる。チタンベースの外側（上部構造の内面のチタンベースの接着面に当たる部分）は、適合精度の問題から基本的にはチタンベースを販売しているメーカーから形状データを入手し、そのデータを取り込み設計する必要がある。チタンベースを支台歯に見立てて卓上型の技工用スキャナーでスキャンして製作することも可能ではあるが、どうしても適合が甘くなりやすく、チタンベースは高さもあまり高くないものが多いことから、適合が緩くなり接着が外れてしまうなどということも懸念される。

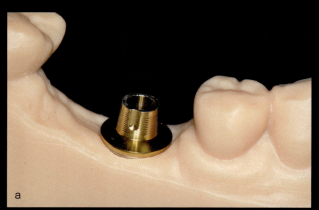
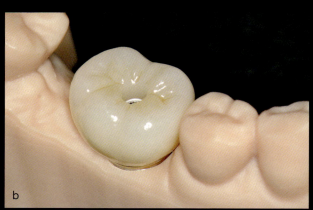

図5a、b　チタンベースMulti-Base（ジオメディ）を使用してモノリシックジルコニアクラウンを接着することによって、フィクスチャーとの適合精度を向上させることができる。

Chapter 4 インプラント上部構造製作の勘どころ

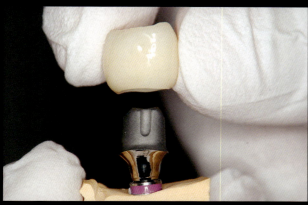

図6 接着強度や歯肉貫通部の形態などによってはカスタムアバットメントをCAD/CAMで製作し、カスタムアバットメントのチタン部分でマージン付近の厚みを十分にとって強度を確保しながら接着することにより、強度・接着面においても安定した補綴装置にすることができる。

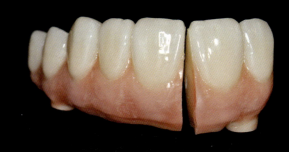

図7 このような大きなインプラントの症例においてはジルコニアのフレーム自体が非常に大きくなることから、フレームに陶材を焼き付ける際のファーネスの温度のコントロールに十分注意しないと、思わぬ事故に繋がることも多い。

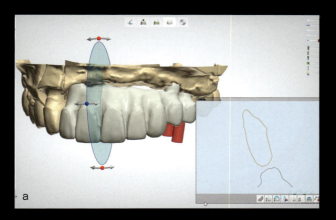

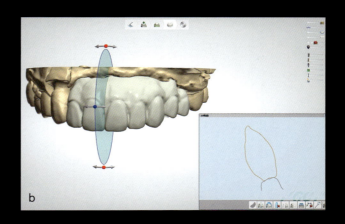

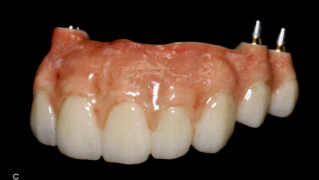

図8a〜c 図7の症例においては、歯肉色部をレイヤリング法(a)からステイン法(b)に変更して対応することにした。cは最終補綴装置。

口腔内スキャナーのデータからインプラント上部構造を製作した症例

　口腔内スキャナーを利用してインプラントの上部構造を製作する際にいくつかのポイントがある。まず1つ目は、スキャンポストに平らな面がある場合は、この面のスキャン精度でその後の位置関係の精度が決定されるので、できるだけスキャンしやすいように極力口腔内スキャナーを頬側や舌側に向けるようにすることである。

139

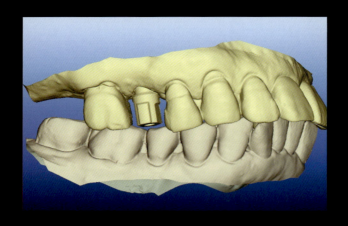

図9　口腔内スキャナーiTero Element(アライン・テクノロジー・ジャパン)より送られてきた口腔内データ。ブローネマルクインプラントが埋入されている症例。スキャンポストをインプラントに装着し、iTero Elementにてスキャンを行った。

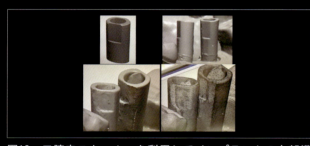

図10　口腔内スキャナーを利用してインプラントの上部構造等を製作する際、スキャンポストに平らな面がある場合は、この面のスキャンができるだけしやすいように、極力口腔内スキャナーを頬側や舌側に向けるようにする。

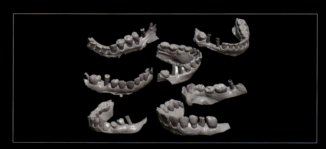

図11　スキャンポストは各メーカーによって形状がさまざまであり、最終的にどのメーカーのどのようなアバットメントが必要かで使用するものが異なる。また、自社でアバットメントを加工するのであれば、スキャンポストとの位置合わせをしなければならないので、形状データを製作側がもっている必要がある。メーカーに問い合わせ、データが手に入るかの確認をすることが重要である。

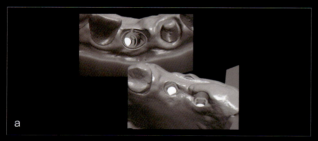

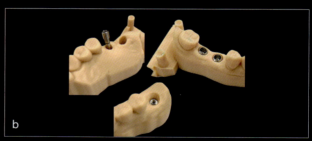

図12a、b　3Dプリンター用のインプラントアナログがさまざまなメーカーから出ているが、この専用アナログに対していかに適合良く3Dプリンターでの模型を製作するかが最終補綴装置の精度を大きく左右する。

　もう1つは、3Dプリンターを利用してインプラントの上部構造を製作する際、3Dプリンター用のインプラントアナログが必要になることである。多くのメーカーが販売しているが、ねじ止めするものや押し込んで接着材にて固定するものなど、形状はさまざまである。どのタイプにおいても、この専用アナログに対していかに適合良く3Dプリンターでの模型を製作するかが最終補綴装置の精度に大きく関係してくる。

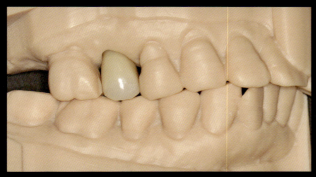

図13 設計は3Shape Dental Systemにて行い、最終上部構造のデータが完成した。チタンベースを利用し、モノリシックジルコニアクラウンを接着して一体化する2ピースタイプの設計とした。模型上にて完成された状態。

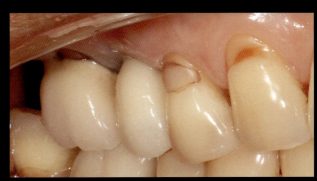

図14 口腔内へセットされた状態。患者の要望から、大臼歯の色に合わせた症例である。コンタクトポイントや咬合を含め、良好な適合であった。患者の満足も得られた。

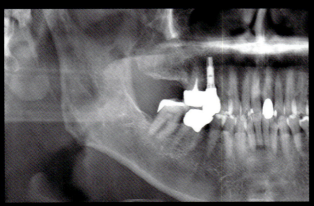

図15 口腔内へのセット後、フィクスチャーとの適合等の確認で撮影されたパノラマエックス線写真。問題なく適合している様子が確認できる（画像提供：河野能丈先生　グラントウキョウスワン歯科・矯正歯科）。

おわりに

　インプラントの上部構造には種々の方法（デザイン）があり、一般的には金属、セラミックス、レジンなどとの組み合わせで応用されてきた。ジルコニアを切削加工するためにCAD/CAMが応用され始めた当初は精度の面で問題もあったが、技術や機材の向上から何ら問題なく臨床応用されるまでになってきた。このジルコニアの材料についてはまだエビデンスも少なく、今後の研究成果を待つしかないが、現在考えられる欠点を十分に理解して使用することが大切であろう。

　今回貴重な資料を提供いただきました各先生方、メーカーの方々に感謝申し上げます。また、何より時間のない中、執筆活動に時間を割いてくれ、気持ちよく協力してくれた、株式会社コアデンタルラボ横浜のスタッフにこの場を借りてお礼申し上げたい。

参考文献

1. 馬場一美，田中晋平，髙場雅之，西山弘崇，上村江美．光学印象採得で変わる補綴歯科治療（口腔内スキャナーのいま）．日本歯科評論 2016；79(9)：33-82.
2. 日本デジタル歯科学会（監）．QDT別冊 デジタルデンティストリーイヤーブック2017．東京：クインテッセンス出版，2017．
3. 桑田正博，山本眞，西村好美，沖本祐真，三瓶竜男．デジタル時代における歯科技工のあるべき姿．ZERO 2016；15(1)：6-51.
4. 北原信也，山崎治，瀬戸延泰，飯島俊一．フルジルコニアはどこまで使えるか．日本歯科評論 2016；76(12)：27-72.
5. 滝沢琢也，田中文博，吉岡雅史，陸誠．歯科技工作業のデジタル化はわれわれをどこに連れて行くのか？．QDT 2017-2018；42(9-12)-43(1-6)：100-111, 118-130, 144-156, 116-128, 138-153, 120-131, 158-171, 124-135, 130-141, 120-132.
6. 陸誠，植松厚夫，北原信也．審美修復治療のマネージメント　ラボにおけるCAD/CAM運用の現状（前後）．補綴臨床 2018；51(4-5)：405-424, 515-528.
7. 白石大典，土屋雅一（編著）．月刊歯科技工別冊 モノリシックジルコニアのいま．東京：医歯薬出版，2017．
8. 土屋嘉都彦．ジルコニアをインプラント補綴に応用する為の3つの要点．日補綴会誌 2016；8(4)：400-405.
9. 横上智，一志恒太，城戸寛史，佐藤博信．高透光性モノリシックジルコニアクラウンの色調に関する研究．日補綴会誌 2015；7(4)：363-370.

Part 2 - 臨床における勘どころを知ろう

Chapter 4　インプラント上部構造製作の勘どころ

近代インプラント技工における
デジタル化の盲点と可能性

執筆：都築優治

はじめに

　今日のインプラント修復治療におけるデジタルソリューションの恩恵は、より根拠の高い外科操作と精度の高い補綴装置の製作を可能にしている。特に、インプラント上部構造の製作方法は大きく変わり、金属に依存していた技工操作は接着性レジンセメントを介したジルコニア修復へと移行している。また、ここ数年でジルコニアの審美性も大きく向上したことで、強度を優先して陶材の築盛を避けたモノリシックでの臨床活用が多く見受けられる。現在筆者は、ジルコニア技工物は外注にて製作を依頼し、自社で調整・仕上げを行っている。本稿では、実際のワークフローの中で必要な配慮や製作の勘どころについて触れてみたい。

　はじめに、自社のジルコニアを用いた上部構造製作へのシステム選択と用途について紹介する（表1）。

表1　自社におけるインプラント上部構造設計にともなうジルコニアの活用範囲を示す。インプラント修復の場合、固定様式や使用システムによって適用可能なジルコニアディスクが制限されることもある。そのため、既定のシステムを選択せずに接着加工によってハイブリッド構造とする場合も多いのが実情である。表からも、モノリシックな状態でジルコニアを使用する頻度は確かに増加しているが、高強度がゆえに安易に材料選択を行って常に良い臨床結果が得られるほどジルコニアレストレーションは成熟しているとは考えていない。それは未だ発展途中であり、その都度に理解を深めていく必要があるだろう。

	固定様式	システム選択	ジルコニアの用途
前歯部単独歯	セメント固定式スクリュー固定式	・チタンベースを用いた接着型の上部構造 ・Nobel Procera Abutment（Nobel Biocare） ・ASC（Nobel Biocare） ・ASA（Dentsply Sirona）　etc.	基本的には曲げ強度の高いジルコニアを選択するが、色調再現性を優先させてマルチレイヤードやハイトランスタイプを選択することもある。使用するシステムによってはジルコニアの選択肢は狭まる。
前歯部ブリッジ3～6本	セメント固定式スクリュー固定式	・チタンベースを用いた接着型の上部構造 ・Nobel Procera Implant Bridge（Nobel Biocare） ・ASC（Nobel Biocare）　etc.	3歯を超える連結ブリッジの場合、操作性と着脱時の付着阻害などを考慮してセメント固定式を選択することが多い。この場合、ジルコニアの選択肢も広がり、モノリシックでの対応も可能となる。
臼歯部単独歯	セメント固定式	・チタンベースを用いた接着型のジルコニアアバットメント ・チタンを含むCAD/CAMアバットメント　etc.	ジルコニアでの対応範囲は広く、クリアランスもある程度自由に設定できるため、金属色のアバットメントであってもモノリシックジルコニアで遮断することは十分に期待できる。
臼歯部ブリッジ3～4本	セメント固定式スクリュー固定式	・チタンベースを用いた接着型の上部構造 ・Nobel Procera Implant Bridge（Nobel Biocare） ・ASC（Nobel Biocare） ・チタンを含むCAD/CAMアバットメント ・マルチアバットメント　etc.	臼歯部ブリッジは、リトリバビリティーを考慮した可撤構造にて製作することが多いが、陶材の築盛作業を行った上部構造の修理は現実的に困難なものとなるため、モノリシックの活用頻度が高くなっている。
フルアーチ	スクリュー固定式	・チタンベースを用いた接着型の上部構造 ・Nobel Procera Implant Bridge（Nobel Biocare） ・マルチアバットメント　etc.	フルアーチタイプの上部構造は再介入を考慮して必ず可撤式とする。特に、強度への配慮と汎用性の高さからモノリシックでの対応を行っている。

インプラント修復における ジルコニアの対応

　オールセラミックスを用いた修復材料が浸透し、ジルコニアにおいても早くも十数年の治療予後が確認できるようになってきている。"白く不透明"といった当初の印象はあっという間に影を潜め、今や高水準の審美性と強度を備えたマルチな修復材料となっている。そして、天然歯とは力学的な構造も大きく異なるインプラント修復において、CAD/CAMテクノロジーとジルコニアの発展は非常に力強い手助けとなっている。

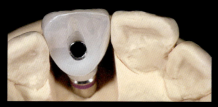 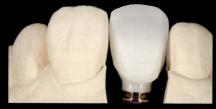 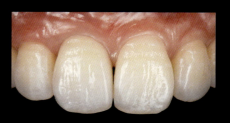

図1　対合関係とアクセスホールの位置関係により、切縁までジルコニアフレームにて回復した症例。

図2　マルチレイヤードタイプのジルコニアを選択することによって、歯頸部の不透明度と切縁部の透明感がすでに得られている。

図3　唇側にのみ陶材を築盛するだけで、十分な色調再現が達成されている。

　ただ、インプラント上部構造への対応も目覚ましい歯科用ジルコニアではあるが、CAD/CAMシステムによっては強度を重視し、従来型のジルコニアTZP（3Y-HA）を推奨するメーカーもあるため、色調のみならず組成や特性を十分に理解して使い分ける必要があるだろう。

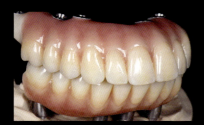 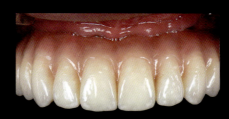 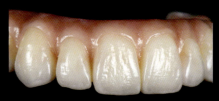

図4　従来型の高強度ジルコニアを用いた症例。歯冠部のステイニングと歯肉部に陶材の築盛を行っているが、ジルコニアからの反射が強く、どことなく平坦な色調表現となってしまっている。

図5　透光性が改良された高透光型の3Y-TZPであるが、ステイニングにおいて自然感を表現するためには、やはりシンタリング前のカラーリングも補助的に必要だと考える。この時点では、まだステイン材や陶材との相性を模索していた。

図6　ジルコニアディスクの選択やフレームデザインを変え、症例数を追うごとにそれぞれの材料特性が折り合うポイントに気付くことができる。より良い結果を導くためには探究心が欠かせない。

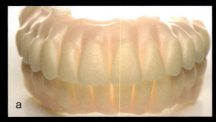 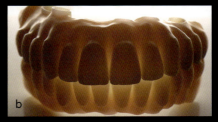

図7a、b　Dental Direkt社のDDBioZX^2（国内代理店：大信貿易）は透過度40％、曲げ強度1,200MPaのハイトランスルーセントジルコニア（3Y-TZP-LA）である。透光性を確認すると、厚みが出てしまう部分はやはりそれほど高い透光性を期待できるわけではない。しかしながら、透光性を優先させ3Y以降のジルコニアディスクを選択することは曲げ強度の低下に繋がってしまうため、現行では当ジルコニアディスクを用いカラーリングを併用したこのデザインを模範としている（ジルコニアフレームの製作協力：株式会社S.T.F 藤松 剛氏）。歯肉色のカラーリングはジルコニアの強度低下に繋がるとの報告もあるが、筆者はこれまで特に大きな問題が生じたことは一度もない。

インプラント上部構造設計における要点

インプラント上部構造設計において、CAD/CAMテクノロジーを介する際の注意点として形態の置換精度が挙げられる。特に、歯肉縁下の形態はインプラント周囲軟組織を維持・安定させるうえでとても重要であり、プロビジョナルレストレーションからの的確な置換作業が有効となる。しかしながら、実際のワークフローの中でどのような配慮がなされているのか、実際の臨床で行った対応例をもとにシステム選択から生じた落とし穴について報告したい。

＜上顎中切歯への単独歯インプラント修復症例＞

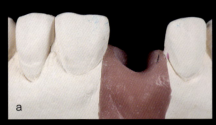
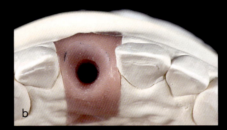

図8a、b 本症例ではウェブオーダーと模型の送付により上部構造が製作されるコンピューター主導型のデジタルソリューションを利用することとなった。送付時には、ガム模型の歯肉形態を理想的に成形し、大まかなサブジンジバルカントゥアを決定しておく必要がある。

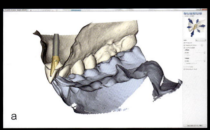
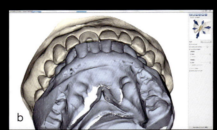

図9a、b スクリュー固定による可撤式の製作依頼であったため、アクセスホールの角度補正を行う必要があった。

■到着後の試適状態

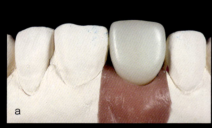
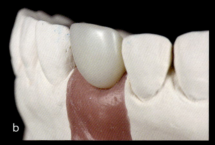
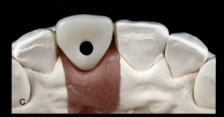

図10a〜c 到着後のガム模型への試適状態。チタンベースには戻らず、ジルコニアクラウンがかなり浮いた状態となっている。患者は前歯部切端咬合に近く、カップリング状態も浅かったため、切縁までジルコニアフレームでカバーするフェイシャルカットバックデザインを検討したが、既定の上部構造デザインではフルカントゥア形態かフルカットバック形態の2択しか選択が望めなかった。

さらには、フルカントゥアタイプはハイトランスジルコニアしか選択肢がなく困惑したが、強度を優先してフルカントゥアのオーダーからラボサイドで唇側部のカットバック作業を行うこととした。

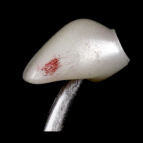
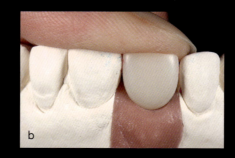

図11a、b まず、隣接面コンタクトの調整を行いガム模型上でジルコニアを沈めてみたが、サブジンジバルエリアの圧迫が強く手指での支えが必要な程であった。さらには、唇側遠心部分に隙間が生じ、カントゥアが忠実に再現できていないことが分かった。

Chapter 4　インプラント上部構造製作の勘どころ

サブジンジバルカントゥアの調整

　本来、前歯部インプラント修復のように歯肉審美にまで繊細な配慮が必要な症例は、プロビジョナルレストレーションを経て成形された粘膜貫通部の形態を的確に最終補綴装置へと置換するために、プロビジョナルレストレーションからコピーされたカスタムインプレッションコーピングを用いて精密な印象採得が行われる。当然、本症例においても同法を用いたが、大がかりな形態調整を必要とした。

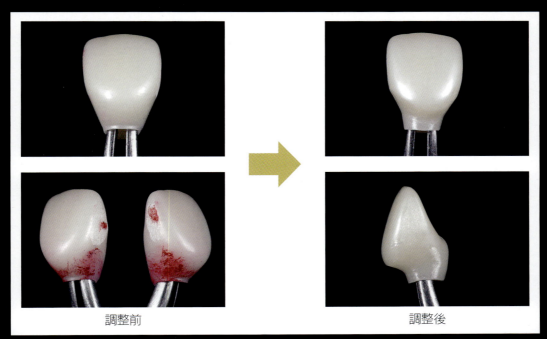

調整前　　　　　　　　　　　　　　調整後

図12　歯肉縁下の形態が特に重要となるインプラント上部構造製作であるが、使用CAD/CAMシステムが変われど、多かれ少なかれこのエリアの調整は必ず必要となってくる。なぜ調整しなければならないのか、何をどう調整するべきなのか。その答えは不変的なものであり、常に歯科臨床の根幹に存在している。

最終調整と仕上げ

　サブジンジバルカントゥアの調整が完了した後に、歯肉縁上部分の精密な形態修正とフィニッシュラインの設定を行う。

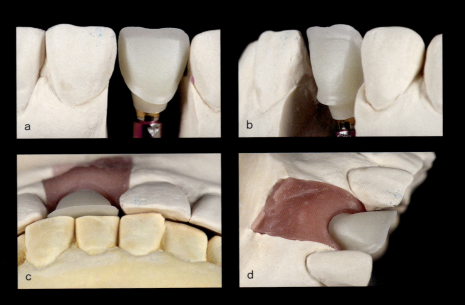

図13a〜d　最後に、陶材を築盛するためのカットバック作業を行った。ハイトランスジルコニアを選択せざるを得なかったために、フレーム外観はかなり暗さを感じる状態であった。そのため、色調再現には大きな不安が生じ、明度再現に最大限の注力が必要となった。また、サブジンジバルカントゥアの置換が上手くできていなかったため、やや深めにフィニッシュラインを設定し陶材にて回復することとした。

Part 2 - 臨床における勘どころを知ろう

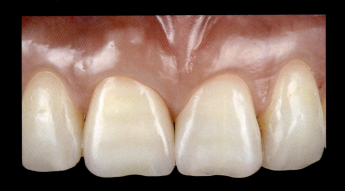

図14　口腔内に装着された最終補綴装置。試適直後のため辺縁歯肉との調和は未完成の状態である。しかしながら、ここまでの完成度を上げるための技工的なリカバリーは、最適なシステムを選択していれば不要なものであったのかも知れない。

CAD/CAMを介したインプラント上部構造の外注製作は、使用メーカーやインプラントの種類によって何らかの制限を受けたり、対応が不可能となったりするようなことも少なくない。そのため、条件のマッチングが上手くいかず、本症例のように普段とは異なった配慮が必要となることもある。そのため、複数のシステムを併用したハイブリッドな構造体を検討することも臨床の対応策の1つではないだろうか。簡便なデジタル化時代ではあるが、精密な補綴装置の仕上げにはやはり正しい根拠と的確な調整技術が欠かせないと感じている。

モノリシックジルコニアの汎用性と可能性

最後に、モノリシックジルコニアの長所を最大限に活用したインプラント上部構造の製作について紹介したい。まず、ジルコニアのもつ強靭さや耐摩耗性への懸念などを考慮した場合、ジルコニア対ジルコニアの嵌合状態というのは補綴的な不安を払拭する条件であると考える。またその場合、エクスターナルステインテクニックを用いれば十分に既存の審美性も引き上げることが可能である。

また、インプラント修復治療において非常に難しいのが力のコントロールであり、修復範囲が広がれば広がる程、その配慮も当然大きくなる。そして、上部構造が摩耗や破折を繰り返し、それが原因となって不安定な咬頭嵌合位がさらに違う部位に二次的なトラブルを引き起こした症例はこれまでに数多く目の当たりにしてきた。ここでは、上下顎にモノリシックジルコニアを活用したボーンアンカードブリッジの製作方法を提示するが、本法はモノリシックジルコニアのポテンシャルが最大限に活かされる修復条件ではないかと実感している。

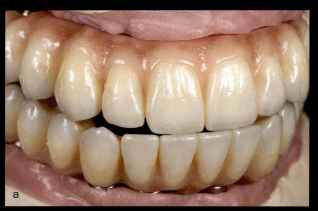
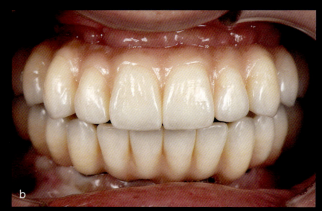

図15a、b　モノリシックジルコニアを活用した上下顎ボーンアンカードブリッジ。歯冠部は外部ステインにて仕上げ、歯肉部は表層に1mm程度歯肉色ポーセレンを築盛している。本法は、作業の簡素化から築盛量を減らしているのではなく、あくまでモノリシックジルコニアの長所を最大限に活かすことが目的であり、最小限のアプローチでハイエンドな審美性の再現を試みている。

Chapter 4 インプラント上部構造製作の勘どころ

＜ステインと歯肉部の仕上げ＞

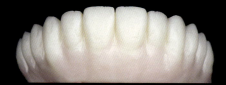

図16　CAD/CAMミリング後に浸透系カラーリキッドで着色した。シンタリング後に歯冠形態の再調整とサーフェステクスチャーを完成させる。

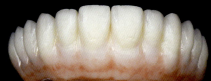

図17　1回目のステイン。ジルコニアには赤みが欠けているため、ファンデーションステインの段階で歯頸部に赤みを補う。

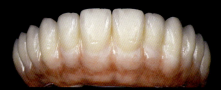

図18　2回目のステイン。ここから目標シェードに向かい積極的に彩度を足していく。

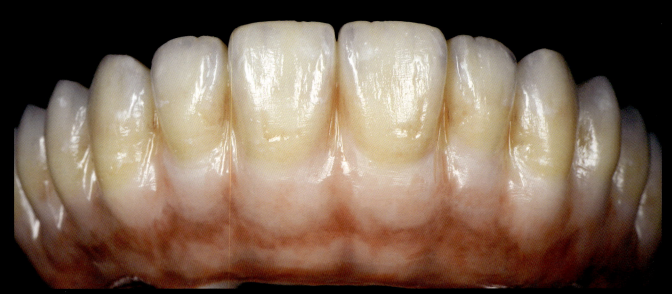

図19　ステインによって歯冠・歯肉のキャラクタライズが完成した状態。ジルコニアは光反射性が高く、実際に口腔内へと装着した時に口腔外での見た目よりも明るく彩度が飛んでしまうような現象が起こりやすいため、全体的にやや強めに誇張した表現を行うようにしている。

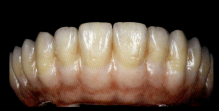

図20　次に、歯肉部の作業へと取りかかる前に、歯冠部とジルコニア露出部分をグレーズペーストにてコーティングし焼成する。

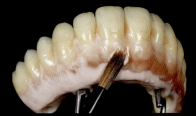

図21　歯肉色陶材を用いて、さらに歯肉部のキャラクタライズを行っていく。歯肉色陶材はあまり築盛量を設け過ぎると、本来の口腔内歯肉がもつ不透明で明るい特性が表現しづらくなる。

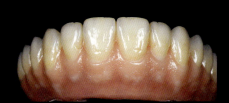

図22　焼成後の状態。ここから歯肉表面の性状を付与していく。また歯冠形態の微修正は、歯肉部のセルフグレーズ時にアドオン陶材を用いて行う。

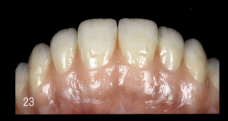
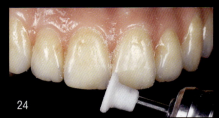
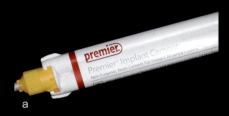
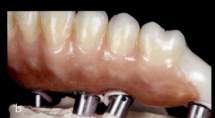

図23 歯肉のグレーズ処理が終わった状態。微妙な歯肉の凹凸感と艶かしさを再現することができている。

図24 最後に歯冠部の光沢度を調節する。グレーズペーストはやや硬さが劣るため、柔らかめのシリコーンポイントを使用する(シリコンワングロス、松風)。

図25a、b Premier Implant Cement (Premier Dental, 白水貿易)にてチタンベースと仮着を行う。この作業は必ず確認用模型上で行う。当初、このような接着型の上部構造の口腔内への試適用として使っていたが、ジルコニア内面とチタンベース側にサンドブラスト処理を適量行うことでより強固に仮着できるため、単独歯のような症例であっても可撤構造には本製品で永久仮着を計画するようにしている。

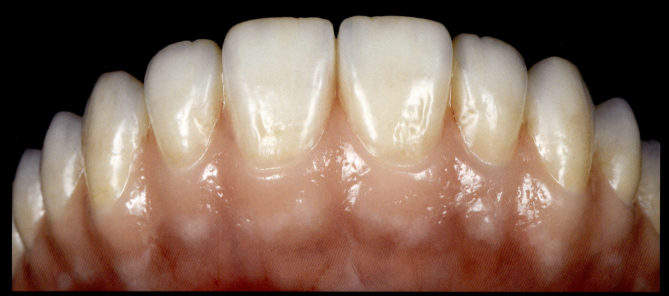

図26 完成した上顎ボーンアンカードブリッジ。使用するジルコニアの特性を十分に理解し、長所を引き出してあげることで、より自然感のある審美表現が可能となる。補綴デザインとしてはまだ長期的なレファレンスがないため今後も経過を見守る必要があるが、近代インプラント技工においてその大きな可能性を感じずにはいられない。

参考文献

1. 都築優治. Biological Esthetics by Gingival Framework Design―歯列に調和した辺縁歯肉形態への配慮と設計. QDT 2014；39(5)：100-114.

2. 都築優治. 連載 Biological Esthetics by Gingival Framework Design―歯列に調和した辺縁歯肉形態への配慮と設計 第1～4回. QDT 2014；39(6-9)：124-137, 114-129, 114-132, 112-132.

3. 都築優治. Various esthetic factors for smile design―歯肉審美に配慮した前歯部審美修復治療のために―. QDT 2018；43(4)：66-83.

4. 都築優治. 歯肉審美に配慮した審美修復治療 第1回～第5回. QDT 2018；43(5-6, 9-11)：118-127,104-116,150-160,138-149,118-129.

5. 関錦二郎. 歯肉色再現法 Anatomical gingival shading technique. QDT 2018；43(10)：68-89.

おわりに

　CAD/CAMシステムの活用により補綴装置製作に使用可能な機材は多様化し、補綴装置の適合精度も年々向上してきている。さらにオープンシステム化が進み、多くの素材を選択できるようになってきた。ジルコニアの素材においても単一素材から複合、積層したものも多く開発され、さまざまな構成の材料の選択が可能となった。今後も機材は著しく進歩していき、デジタルデンティストリーにおける補綴装置の製作においてはますます進展していくものと期待される。

　今年3月にドイツのケルンにて開催されたIDS 2019に参加して驚いたのは、AIの技術が確実に歯科にも投入されてきているということである。ビッグデータからの情報解析や提案は、むしろ人間の経験と勘をはるかに上回るものであるように感じた。今後補綴装置製作においても、AI機能をもたせたソフトが当たり前のように使用され、われわれの技術と経験を大きくサポートしてくれることは間違いない。会場全体を見回しても、機械の性能は向上し小型化した上に価格面も下がり、普及が加速していくものと思われる。材料においてもジルコニアに大きくシフトしており、新たな多くのグラデーションディスクが発表されていた。従来のポーセレン築盛には熟練した技術が必須とされていた。今回特集したモノリシックジルコニアクラウンであるが、強度があるために口腔内では壊れにくく、審美的にもそれなりで、価格面もリーズナブルといったところがモノリシックジルコニアの一般的な評価ではないかと思われる。しかし、現在のジルコニアグラデーションディスクにおいても、陶材を築盛したものに匹敵する審美レベルの補綴装置を製作される歯科技工士も出てきており、生体親和性と強度を考えると、今後さらなる材料の開発も含め、PFZやメタルセラミックスと同等以上の補綴装置となっていくような気がしてならない。このような環境になりつつある中、色調や形態（表面性状）の与え方など、従来の陶材築盛の知識が必要となってくるのは間違いない。今後、機械が効率的にものを作るというところから、デジタル機器はあくまでも道具に過ぎないと考えるべきではないだろうか。機械が作るのではなく、歯科技工士の術式と経験の下、優れた機材を上手く利用して、今までよりさらに良い補綴装置を製作する方向に考えをもっていくことが重要である。

　本著の内容が、何かひとつでも読者の参考にしていただけるところがあれば幸いである。

2019年7月
コアデンタルラボ横浜
陸　誠

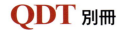

QDT別冊

2019年、現代の歯科臨床をあらゆる分野から支えるDigital Dentistryの最新事情がこの1冊に！

DIGITAL DENTISTRY YEARBOOK 2019

デジタル デンティストリー イヤーブック 2019
日本デジタル歯科学会 監修

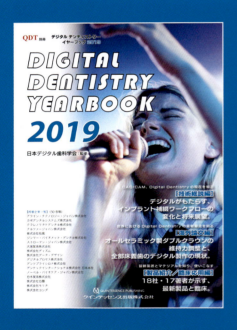

CAD/CAMをはじめとするDigital Dentistryの最新情報を毎年アップデートする「Digital Dentistry YEARBOOK」。2019年の本号では、総説論文1篇、海外論文2篇、そして関連18社の協力による製品紹介記事22篇とユーザーレポート17篇を掲載。インターネットで各種情報が収集できる現在だが、Digital Dentistry関連の各メーカー担当者による製品説明に加え、それぞれのユーザーがその使用例を一挙に提示する媒体は本別冊が唯一。2019年も、インターネットでは読めないDigital Dentistryの今がここにある！

CONTENTS

［技術総説編］
デジタルがもたらすインプラント補綴ワークフローの変化と将来展望

［海外論文編］
オールセラミック製ダブルクラウン・アタッチメントの維持力の調整／全部床義歯のデジタル製作の現状：リスクと可能性

［製品紹介／臨床応用編］（掲載順、製品紹介文のタイトル〔タイトル中に固有の製品名がない場合はメーカー名を付記）〕
▼iTero エレメント ーデジタル歯科のためのソリューション▼カタナ® システム▼カーラ CAD/CAM CCS システム▼松風 S-WAVE CAD/CAM システム▼Encode® インプレッションシステム▼Straumann Digital AIと共に進化し続けるデジタルワークフロー▼ダイシン・デジタルシステム▼マジック・ラボ・システム▼切削技術を徹底的に追求した、Open Dental CAD/CAM Solution(株式会社データ・デザイン)▼DORA Plus / WAXY Plus CAD/CAM 活用で技工作業を効率化▼セレック AC オムニカムと セレック AC オムニカムコネクト▼Dentsply Sirona Labside CAD/CAM ― inLab family ―▼DenTech CAD/CAM Solutions ～Zivino®ージビーノ～▼VITA CAD/CAM BLOCS▼STARGATE System▼コエックス Tシリーズ(T3/T5)、exocad、hyperDENT、コエックス300、コエックス400▼KaVo アルクスディグマ II▼デンツプライシロナ デジタルイメージングシステム(CT)▼CEREC ORTHO▼デンツプライシロナ インプラント デジタルソリューション▼「ノーベルクリニシャン」ソフトウェアの新しいデジタルワークフロー▼MORITA Digital Link

QUINTESSENCE PUBLISHING 日本

●サイズ:A4判　●298ページ　●定価　本体6,400円（税別）

クインテッセンス出版株式会社
〒113-0033　東京都文京区本郷3丁目2番6号　クイントハウスビル

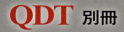

Basic Press Ceramics
ベーシックプレスセラミックス
失敗しないためのプレスセラミックスガイド

赤坂政彦　著

3つのパートにプレスセラミックス製作を「失敗しない」ためのノウハウが満載！！

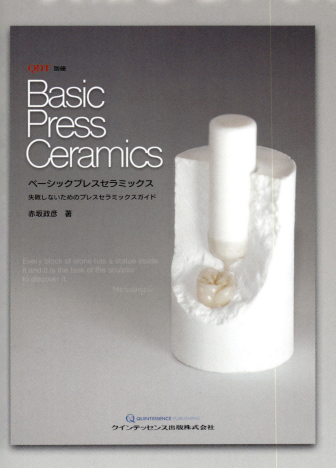

PART 1　製作理論編
「クラック」「反応層」など製作時のトラブルについて、さまざまな視点からその原因と解決策を詳説！！

PART 2　臨床実践編
インゴット選択、ステイニング、築盛、形態修正など臨床を行ううえで押さえておきたい勘所を紹介！！

PART 3　巻末付録編
赤坂氏オリジナルのグッズやオススメのポイント・バー類、そしてプレスセラミックスの接着におけるポイントまで解説！！

QDT Art & Practice 2013年10月号および11月号に掲載されて好評を博した「BASIC PRESS CERAMICS」に大幅加筆・改変した一冊。プレスセラミックス製作におけるさまざまな問題に対して、豊富な知識と経験から導き出された解決法をわかりやすく掲載。「ベーシック」とタイトルにある通り、ビギナーにはもちろんのこと、日々の臨床ですでに扱っているエキスパートにも「新たなプレスセラミックス製作のノウハウ」を提供できる一冊となっている。

●サイズ：A4判　●178ページ　●定価　本体5,200円（税別）

クインテッセンス出版株式会社
〒113-0033　東京都文京区本郷3丁目2番6号　クイントハウスビル

クインテッセンス出版の書籍・雑誌は、歯学書専用
通販サイト『**歯学書.COM**』にてご購入いただけます。

PCからのアクセスは…

歯学書 検索

携帯電話からのアクセスは…
QRコードからモバイルサイトへ

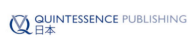

QDT別冊
ジルコニアモノリシックレストレーションコンプリートブック
―実践的なテクニックで「臨床の勘どころ」を知るための完全ガイド―

2019年9月10日　第1版第1刷発行

編　　著　　枝川智之 / 陸　誠
　　　　　　えだかわともゆき　くが まこと

発 行 人　　北峯康充

発 行 所　　クインテッセンス出版株式会社
　　　　　　東京都文京区本郷3丁目2番6号　〒113-0033
　　　　　　クイントハウスビル　電話(03)5842-2270(代表)
　　　　　　　　　　　　　　　　　(03)5842-2272(営業部)
　　　　　　　　　　　　　　　　　(03)5842-2277(編集部)
　　　　　　web page address　https://www.quint-j.co.jp/

印刷・製本　　サン美術印刷株式会社

Ⓒ2019　クインテッセンス出版株式会社　　　　　禁無断転載・複写
Printed in Japan　　　　　　　　　　　　落丁本・乱丁本はお取り替えします
ISBN978-4-7812-0703-2　C3047　　　　　　　定価は表紙に表示してあります